Mama/Papa, Quiero Estudiar Medicina.

Tu Guía en la odisea de estudiar Medicina en España.

Autor: Víctor Julio Quesada Varela

Licenciado en Medicina y Cirugía por la Universidad de Santiago de Compostela.

Médico especialista en Medicina Familiar y Comunitaria.

Fundador de casiMedicos.com

1ª edición, Marzo 2013.
ISBN: 978-84-686-3496-8
Editor Bubok Publishing S.L.
Impreso en España / Printed in Spain

A mi familia, real y virtual.

"No hay medicina que cure lo que no cura la felicidad."
Gabriel García Márquez

Tabla de contenido

Capítulo 0: Introducción

Prólogo

Si lo que esperabas tras abrir este libro, es una novela de ciencia ficción, o un tratado de Medicina, siento decirte, que te has equivocado.
Esta obra surge de las dudas y preguntas de otros estudiantes, que al igual que tú, desean iniciarse en el camino del noble arte del curar; las mías propias y mis experiencias durante la carrera y posterior especialización MIR.

Como leí en una ocasión, Pascal, dijo:
"Los autores que, al hablar de sus obras, dicen: 'Mi libro, mi comentario, mi historia,...' recuerdan a esos burgueses con casa propia que no se les cae de la boca el 'mi casa'. Harían mejor diciendo: 'Nuestro libro, nuestro comentario, nuestra historia,...' teniendo en cuenta que por lo general hay más de los otros que de lo suyo en todo eso"
Espero que al terminar la lectura de esta humilde obra, puedas decir que este es nuestro libro y en breve esta sea nuestra historia...
Sea como fuere, si al menos logro despejar alguna de tus dudas e inquietudes me daré por satisfecho.

Si bien la mayoría del material es de elaboración propia; he hecho todos los esfuerzos para localizar a los poseedores del copyright del material fuente que no lo sea. Si inadvertidamente hubiera omitido alguno, con gusto hare los arreglos necesarios en la primera oportunidad que se me presente a tal fin. Asimismo he hecho los máximos esfuerzos para verificar la corrección, exactitud, actualidad e idoneidad de los datos reflejados en esta obra, pero tanto las leyes como las ciencias de la Salud están en permanente cambio. En vista de la posibilidad de un error humano o de cambios en las leyes y ciencias de la salud no puedo garantizar que la totalidad de la información aquí contenida sea exacta o completa, no pudiendo hacerme responsable por errores u omisiones o por los resultados obtenidos del uso de esta información. Te aconsejo confirmarla con otras fuentes.

Agradecerte la lectura y pedirte disculpas por los errores u omisiones (que seguro los hay) y animarte a que me avises de los mismos, para ello tienes a tu disposición un formulario de contacto en *www.quieroestudiarmedicina.com*

Agradecimientos

En primer lugar a mi familia, destacando a mis padres, por sus sacrificios para poder darme una carrera, consejos y ánimos (con algún que otro tirón de orejas….) sin los que nunca habría logrado alcanzar mi meta de ser médico, la herencia más valiosa que he podido recibir. A mis suegros y mi cuñada, por el cariño y apoyo moral dados. A mi mujer, luz de mi vida, por su comprensión y aguante durante estos años, tanto por los avatares propios de mi vida como médico, como por las horas del escaso tiempo libre robadas para la confección de esta obra.

Asimismo, agradecer a toda la comunidad de casimedicos.com (Mi gran familia Virtual desde hace más de 10 años), por participar y colaborar con sus dudas, vivencias y respuestas a los proyectos, encuestas…. Sin la cual esta obra no tendría sentido.

Capítulo 1: ¿Quieres estudiar Medicina?

Tratare de explicarte lo que es en realidad la carrera/grado de Medicina, y los diferentes pasos hasta llegar a ser médico. Para que finalmente puedas responder tú mismo a esta difícil pregunta / decisión.

Manifiesto del casiMedico

¿Cómo resumir o definir lo que significa estudiar medicina?.... No se me ocurre mejor forma que con el **Manifiesto del casiMedico**, recopilado de internet y que he ido actualizando durante estos años con la ayuda de compañeros nuestros que han pasado por lo mismo.

-Soy un casiMedico porque La gente me pregunta con cara de horror y expectación: "ya has visto muertos" (no importa en qué año esté, nadie parece saber que Anatomía se hace en Primero)

-Soy un casiMedico porque Los amigos de mis padres me identifican como "el/la que estudia Medicina", en vez de llamarme por mi nombre

-Soy un casiMedico porque Todos mis familiares y amigos acuden a mí en busca de un consejo cuando cualquier cosa les duele (aunque sea mi primer día de clases de primer año)

-Soy un casiMedico porque Respondo a las invitaciones de mis amigos con un "No puedo, tengo que estudiar", o un "no puedo tengo guardia"

-Soy un casiMedico porque Amanezco sin haberme acostado (y no por haber salido a bailar)

-Soy un casiMedico porque Sin importar lo mucho que estudie, cada vez siento que queda más por saber.

-Soy un casiMedico porque Si me voy de la ciudad un fin de semana, en el bolso llevo más libros que ropa

-Soy un casiMedico porque Estoy más familiarizado con los apellidos Quiróz, Latarjet, Farreras, Stryer, Harrison, Guyton, Robbins, Netter, etc, que con los apellidos de mis compañeros de curso.

-Soy un casiMedico porque me lleva al menos un minuto responder a la sencilla pregunta: "¿Cuánto dura tu carrera?".

-Soy un casiMedico porque Siento que casi todos mis compañeros del cole están estudiando carreras más fáciles que la mía

-Soy un casiMedico porque me cuestiono con frecuencia a qué edad terminaré casándome y teniendo hijos

-Soy un casiMedico porque Descubro que no puedo almorzar con mis compañeros de curso sin caer inexorablemente en temas médicos

-Soy un casiMedico porque me siento menos si mi estetoscopio no es "Littmann"

-Soy un casiMedico porque Entiendo automáticamente el significado de siglas como HTA, EPOC, VIH y DM

-Soy un casiMedico porque No me duelen los músculos, sino que tengo mialgias y no me duele la cabeza sino que tengo cefalea

-Soy un casiMedico porque Las personas no están acostadas, sino en decúbito dorsal.

Puedes pensar, *Acaso ¿estoy loco?, son muchos años, es imposible, nunca dejare de estudiar, ¿Tendré vida social?, ¿Merece la pena?*

Deseo y espero que al final de esta obra, logres responder a esas preguntas *por ti mismo* o al menos tengas claro lo que te espera. Tan solo he de decirte, que si yo lo he logrado, tú también puedes. Únicamente has de tener claro a lo que te enfrentas y que no será un camino fácil, pero con vocación y dedicación es posible.

La Medicina y la vocación

Si buscamos en Wikipedia el termino **medicina** *(del latín medicina, derivado a su vez de mederi, que significa 'curar', 'medicar'; originalmente ars medicina que quiere decir el 'arte de la medicina'): es la ciencia dedicada al estudio de la vida, la salud, las enfermedades y la muerte del ser humano, e implica el arte de ejercer tal conocimiento técnico para el mantenimiento y recuperación de la salud, aplicándolo al diagnóstico, tratamiento y prevención de las enfermedades. La medicina forma parte de las denominadas ciencias de la salud.*

Lo fundamental es saber, que la medicina y/o las ciencias de la salud es lo que te gusta (no hay nada peor que dedicar el resto de tu vida a algo que no te guste), ser consciente de que vas a tratar con personas, con todas sus virtudes y defectos, y que vas a compartir con ellos momentos difíciles, situaciones de vulnerabilidad, hechos críticos de su vida, y que con ello asumes una gran responsabilidad.

Las características personales básicas que suelen recomendar a un futuro estudiante de Medicina, entre otras, son:

- Interés por las ciencias de la salud.
- Una mente ordenada, y capaz de realizar tareas durante periodos largos de tiempo.
- Aptitudes para manipulación de instrumental.
- Dotes de relación y trabajo en equipo.
- Ética y responsabilidad personal y laboral.
- Ser una persona curiosa, y critica con el porque de las cosas.
- Ser Solidario.

Pero no olvides que esto solo son recomendaciones vagas y generales, nada imprescindible, al menos en su totalidad. Con esfuerzo, ilusión y dedicación, todo es posible. Y las habilidades se adquieren practicando.

Esta, me atrevería a decir, es la primera gran decisión que vas a tomar en tu vida como adulto, porque lo que hagas con tu vida, tras los años de bachillerato o ESO, ya sea medicina u otra carrera, un ciclo formativo, formación profesional, o acceder directamente al mercado laboral, va a marcar tu futuro, tanto personal, como profesional.

La otra cuestión a considerar es la siempre mencionada **vocación**, si recurrimos de nuevo a Wikipedia: *(del latín: vocāre; llamar) es el deseo de emprender una carrera, profesión o cualquier otra actividad cuando todavía no se han adquirido todas las aptitudes o conocimientos necesarios.*

Realmente, ¿es imprescindible la vocación? Los hechos dicen que no, pero si es recomendable para poder abordar la carrera de medicina, una de las más estresantes y largas del sistema educativo universitario español, con un total de 6 cursos, como veremos más adelante.

Junto con algunas ingenierías y otras carreras es de las que mayor Nota de corte exige. Tras superar las pruebas de acceso a la Universidad, los exámenes de los 6 cursos de carrera, la ECOE, todavía te quedara el temido Examen MIR (que suponen 4 o 5 años mas)... vamos toda una carrera de obstáculos que iré desgranando en los próximos capítulos. *(No te desanimes, no todo va a ser malo...)*

Alternativas

Si finalmente decides que lo tuyo no es la Medicina, pero si las Ciencias de la Salud, y/o bien no logras acceder a medicina a la primera. Algunas **opciones que podrías considerar** son:

Ciclos Formativos de Grado Superior

Anatomía Patológica y Citología

Audiología Protésica

Biomedicina

Dietética

Documentación Sanitaria

Higiene Bucodental

Imagen para el Diagnóstico

Laboratorio de Diagnóstico Clínico

Óptica

Ortoprotésica

Prótesis dentales

Radioterapia

Salud Ambiental

Estudios Universitarios

Biología

Enfermería

Farmacia

Fisioterapia

Nutrición Humana y Dietética

Odontología

Podología

Psicología

Veterinaria

Capítulo 2: La Universidad

Como ya sabrás estamos inmersos en una reforma del sistema educativo español. El Ministerio de Educación, Cultura y Deporte, ha presentado en 2012 el Anteproyecto de Ley Orgánica para la Mejora de la Calidad Educativa (**LOMCE**), que modificará la Ley Orgánica de Educación de 2006. En él se habla de eliminar la selectividad y sustituirla por una serie de reválidas, algunas personalidades han reclamado pruebas específicas para el acceso a las titulaciones más demandadas, como es el caso de Medicina. Habida cuenta que por el momento todavía está en trámite y puede sufrir modificaciones, poco puedo decir al respecto; te voy a comentar como es el sistema a día de hoy.

El sistema universitario español

En España, conviven **3 tipos de universidades:**

- **La Universidad pública,** financiada por el Estado
- **La universidad privada.**
- **La universidad de la Iglesia,** con títulos oficiales homologados, con la misma validez que los de las otras universidades.

Los títulos oficiales obtenidos en cualquiera de ellas, están adaptados al Espacio Europeo de Educación Superior (EEES) (con validez oficial en los 27 países que conforman la Unión Europea). Y son homologables en otros países.

Los **estudios** universitarios se dividen en **tres ciclos:** Grado, Máster y Doctorado.

El sistema universitario español

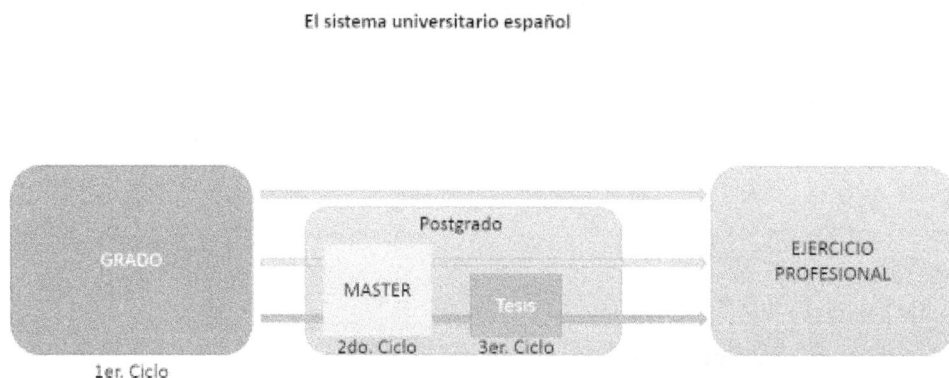

Elaborado por: Victor J. Quesada

El único ciclo obligatorio es el Grado (*y suele ser suficiente para ejercer*), el master y doctorado (Tesis doctoral) son opcionales. La *tesis doctoral* no es sino la elaboración y defensa ante un tribunal, de un trabajo original de investigación tras aprobar los cursos del master de postgrado. Logrando con ello (*salvo que el tribunal te califique como no apto*) el título de Doctor (Doctor en Derecho, Doctor en Medicina, Doctor en Matemáticas,…) *Ojo, he dicho doctor que no médico.* Esto es, te capacita para ser investigador y participar en grupos de investigación o investigar por tu cuenta. También para poder optar a ser profesor de universidad. Pero no para ejercer la medicina.

Asimismo, *en algunas oposiciones da puntos adicionales* (como es el caso del Examen MIR). Pero no es necesario ni para ejercer ni para presentarse al Examen MIR.

En el caso del Grado de Medicina, el esquema es un poco diferente *(hasta en esto somos especiales…)*

El Grado de Medicina, en el sistema universitario español

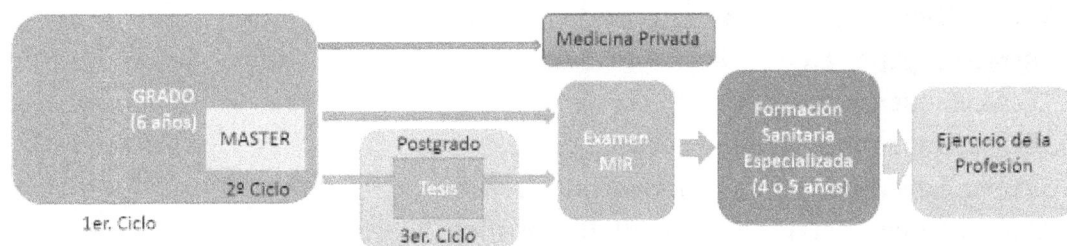

Elaborado por: Victor Quesada

Una vez concluida la carrera, si como Licenciado/Graduado en Medicina no te formas en una especialidad determinada superando el examen MIR y los años de formación sanitaria especializada (*la residencia*), (*cuestiones que intentare explicarte más adelante*), a diferencia de cualquier otro universitario que ha terminado su carrera, solo podrías optar por el ejercicio de la medicina en el ámbito privado de nuestro país.

Ya ves los médicos siempre salimos ganando, siempre sumamos,… más exámenes, más años,…. más sabiduría,…. No te agobies, ya lo dijo Aristóteles:

"La sabiduría es un adorno en la prosperidad y un refugio en la adversidad."

El Grado de Medicina

Puedes **acceder** al Grado de Medicina desde **bachillerato**, (cursando la Modalidad de Ciencias de la Naturaleza y la Salud) **y las Pruebas de Acceso a la Universidad** (que veremos más adelante).

No olvides en 4º de la ESO escoger las *asignaturas que más te interesan para medicina*: Matemáticas, Física y Química, y Biología.

También existen determinados **Ciclos Formativos de Grado Superior** que dan acceso a Ciencias de la Salud. Los que tienen acceso preferente sobre los ciclos de otras ramas son:

- **Técnico Superior en Anatomía patológica y citología**
- **Técnico Superior en Dietética**
- **Técnico Superior en Documentación sanitaria**
- **Técnico Superior en Óptica y Anteojería**
- **Técnico Superior en Salud Ambiental**
- **Técnico Superior en Animación de actividades Físicas y Deportivas**
- **Técnico Superior en Asesoría de Imagen Personal**
- **Técnico Superior en Audiología protésica**
- **Técnico Superior en Estética**
- **Técnico Superior en Higiene Bucodental**
- **Técnico Superior en Imagen para el diagnostico**
- **Técnico Superior en Laboratorio de Diagnóstico Clínico**
- **Técnico Superior en Ortoprotésica**
- **Técnico Superior en Prótesis dentales**
- **Técnico Superior en Radioterapia**

Antes de decidirte por uno, piénsalo bien, porque si tu objetivo es volver a intentar acceder a Medicina, no solo tendrás que estudiar ese ciclo unos años, sino que además necesitas tener buenas calificaciones en él.

Volviendo al tema principal, el **Grado de Medicina**, no es sino el sustituto del antiguo título de Licenciado en Medicina y Cirugía (*me hago viejo...*), y consta de un total de 360 créditos ECTS, repartidos en seis cursos académicos.

Los créditos ECTS (*European Credit Transfer System*) son el estándar adoptado por todas las universidades del Espacio Europeo de Educación Superior (*EEES*) y garantizan la convergencia de los diferentes sistemas europeos de educación superior.

Se basan en el trabajo personal del estudiante: horas lectivas, horas de estudio, elaboración de trabajos y prácticas.

Un crédito ECTS equivale a 25 horas de tu trabajo como estudiante. Un curso académico equivale a 60 créditos ECTS, siempre que tengas una dedicación a tiempo completo.

El Consejo de Universidades aprobó conceder al Grado de Medicina la calificación de **máster** sin cursar más créditos de los 360 que ya son necesarios para graduarse, *pero en el momento de escribir esta obra todavía está pendiente de incluir en la legislación.*

El **plan de estudios** varía en cada Universidad, si bien es homologado por el Consejo de Coordinación Universitaria, y tiene unas características mínimas comunes; así lo podríamos dividir en una parte práctica y una parte teórica, dentro de esta última, tenemos:

- *Materias Troncales*: son las que deben impartirse en los planes de estudio de la titulación, obligatorias para todas las universidades españolas que la imparten y para todos los alumnos que realicen el grado de Medicina.
- *Materias Obligatorias*: son materias libremente escogidas por cada universidad, siendo obligatorias solo para los alumnos que cursan el grado de Medicina en esa universidad. Con lo que pueden ser distintas en las distintas universidades.
- *Materias Optativas*: son también materias establecidas libremente por cada universidad, pero es el alumno el que elige de entre las disponibles las que más le gustan, siempre y cuando sumados sus créditos lleguen para alcanzar la cantidad mínima que requiera el plan de estudios de su universidad de materias optativas.
- *Materias de Libre Configuración*: son materias, seminarios, practicas, etc. que el alumno puede escoger entre las ofertadas por centros de su universidad y/o, si existen convenios, por otras universidades. Estas materias no suelen aparecer en los planes de estudio y debes informarte puntualmente en tu centro.

¿Ya estas harto de tanto término y siglas raras?…. ¿Te has perdido entre tantos conceptos?... Tranquilo, puede parecer lioso, pero se entiende mejor en los ejemplos. (Sirva de precalentamiento, porque la Medicina está llena de conceptos y siglas)

Más adelante tienes el listado de facultades de Medicina y su modo de contacto para que puedas consultar, toda la información y plazos de tu Facultad de Medicina de preferencia, y el plan de estudios (dado que estos no solo varían entre Universidades sino que también varían con el tiempo). Solo te cito alguno, a modo orientativo:

<u>**En la Universidad de Barcelona.**</u> **Distribuyen los 360 créditos totales del Grado de Medicina en: 93** Créditos ECTS de Formación básica, **243** ECTS de Materias Obligatorias, **18** ECTS de Optativas y **6** ECTS del Trabajo final de grado obligatorio.

Correspondiéndole a las Prácticas externas obligatorias 0 ECTS.

Estructura del Plan de Estudios, Grado de Medicina en la Universidad de Barcelona:

1er año

1er semestre	2º semestre
Biología celular (6 cr)	Biología celular y del desarrollo (6 cr)
Bioquímica básica (6 cr)	Biofísica molecular (6 cr)
Biofísica medica Gral. (6 cr)	Anat. funcional y embriología ap. Locomotor (12 cr)
Bioestadística básica (6 cr)	*Histología humana* (4 cr)
Introducción a la salud (5 cr)	*(OT)* (3 cr)

2º año

1er semestre	2º semestre
Anat. y embriología de órganos y sists. (12 cr)	Bioquímica y Biofísica de sistemas (9 cr)
Fisiología Medica I (9 cr)	Fisiología Medica II (9 cr)
(OT) (3 cr)	Psicología Medica (6 cr)
Organografía microscópica humana (6 cr)	*Inmunología Medica* (6 cr)

3er año

1er semestre	2º semestre
Farmacología General (6 cr)	*Radiología y Medicina Física Gral. (6 cr)*
Microbiología Medica (6 cr)	*Fundamentos de cirugía, anestesia y rea (6 cr)*
Anatomía patológica Gral.(6 cr)	*Semiología Gral. Y Propedéutica. Ética medica (16 cr)*
Genética medica (6 cr)	*(OT) (2 cr)*
(OT) (6 cr)	

4º año

1er semestre	2º semestre
Enfs. Ap. Respiratorio (9 cr)	*Enfs. del sistema nervioso (9 cr)*
Enfs. Ap. Cardiocirculatorio (9 cr)	*Enfs. Ap. Digestivo (9 cr)*
Enfs. Endocrino y nutrición(6 cr)	*Psiquiatría (6 cr)*
Otorrinolaringología(5 cr)	*Enfs. Sangre(5 cr)*
	(OT) (2 cr)

5º año

1er semestre	2º semestre
Ortopedia y Reuma (9 cr)	*(*)* Bioquímica y Biofísica de sistemas (1 cr)
Enfs. Sist. Renal y ap. Genital masculino (9 cr)	(*) *Medicina preventiva. Salud pública. (8 cr)*
Dermatología (5 cr)	*Enfs. Infecciosas (9 cr)*
Oftalmología (5 cr)	*Oncología Medica y Radioterápica* (6 cr)
(OT) (3 cr)	*Medicina Legal y Laboral. Toxicología (5 cr)*

6º año

1er semestre	2º semestre
Pediatría (15 cr)	*Farmacología Clínica (4 cr)*
Obstetricia y Ginecología (12 cr)	*Practicas tuteladas. Medicina Familia(12 cr)*
	Practicas. Estancia clínica hospitalaria (12 cr)
TFG (6 cr)	

Leyenda: Formación básica, *Obligatorias,* Optativas (*OT*), Trabajo Final de Grado (*TFG*)

360 créditos totales, 30 créditos por semestre. (*) La materia se da en 2 asignaturas diferentes. **Fuente**: Facultad de Medicina de la Universidad de Barcelona.

Mientras que en el caso del GRADO EN MEDICINA en la Universidad de Extremadura

La Distribución del plan de estudios en los **360 créditos ECTS por tipo de materia**, es:

Formación Básica **60**, Obligatorias **234**, Optativas **6**, Prácticas Externas **54**, Trabajo Fin de Grado **6**.

Estructura del Plan de Estudios de Extremadura

En este caso se organiza en 6 módulos, divididos en Materias, que se dividirán en asignaturas de distintos tipos, correspondiendo a cada asignatura 6 créditos, excepto algunas Prácticas Tuteladas y el Trabajo Fin de Grado que requieren mayor número de créditos.

Fuente: Facultad de Medicina de la Universidad de Extremadura.

Módulo	Materia	Asignatura
Morfología, Estructura y Función del Cuerpo Humano (84 ECTS)	Anatomía y Embriología Humana	Anatomía Humana
		Anatomía Humana II
		Anatomía Humana para Medicina I
		Anatomía Humana para Medicina II
	Citología e Histología Médica	Citología e Histología General Humana
		Citología, Embriología General, Citogenética e Histología General Médica
		Histología Médica de Aparatos y Sistemas
	Bioquímica y Biología Molecular	Bioquímica Básica
		Bioquímica Humana
		Biología Molecular del Genoma Humano
	Fisiología	Fisiología Humana Básica
		Fisiología Médica I
		Fisiología Médica II
	Física Médica	Física Médica
Medicina Social, Habilidades de Comunicación e Iniciación a la Investigación (42 ECTS)	Medicina Social	Medicina Preventiva y Salud Pública
		Epidemiología
		Medicina Legal
		Historia de la Medicina y Bioética
	Estadística	Bioestadística
	Iniciación a la Investigación	Iniciación a la Investigación en Medicina
	Idioma Moderno	Inglés para Ciencias de la Salud
Formación Clínica Humana (120 ECTS)	Bases de la Patología	Patología General
	Patología Medico-Quirúrgica	Hematología
		Oncología Médica y Radioterápica. Cuidados Paliativos
		Patología Cardiovascular
		Patología Digestiva
		Nefrología y Urología

(Continúa...)

		Patología del Aparato Locomotor
		Neumología
		Endocrinología y Nutrición Clínica
		Patología Infecciosa e Inmunología Clínica
		Neurología
		Medicina Familiar y Comunitaria y Geriatría
		Urgencias, Emergencias y Toxicología
	Materno-Infantil	Obstetricia y Ginecología
		Pediatría
	Psicología-Psiquiatría	Psicología
		Psiquiatría
	Médico-Quirúrgicas Especiales	Dermatología
		Oftalmología
		Otorrinolaringología
Procedimientos Diagnósticos y Terapéuticos (48 ECTS)	Bases del Diagnóstico y Tratamiento en Medicina	Biopatología Médica (Anatomía Patológica General)
		Microbiología Médica General
		Radiología General
		Farmacología General
		Diagnóstico Anatomo-Patológico y Microbiológico de Aparatos y Sistemas
	Procedimientos Diagnósticos y Terapéuticos Clínicos	Radiología Clínica y Medicina Física
		Patología Quirúrgica General
		Farmacología Clínica
Prácticas Tuteladas y Trabajo de Fin de Grado (60 ECTS)	Prácticas Tuteladas	Prácticas Tuteladas de Pediatría Médico-Quirúrgica
		Prácticas Tuteladas de Obstetricia y Ginecología
		Prácticas Tuteladas de Psiquiatría
		Prácticas Tuteladas de Cirugía y sus Especialidades
		Prácticas Tuteladas: Procedimientos Diagnósticos y Terapéuticos o Grupos de Investigación en Medicina
		Prácticas Tuteladas de Medicina y sus Especialidades
		Prácticas Tuteladas de Medicina de Familia y Comunitaria y Urgencias Hospitalarias
	Trabajo de Fin de Grado	Trabajo de Fin de Grado
Formación Optativa (12 ECTS)	Gestión Sanitaria	Gestión Sanitaria
	Informática Médica Aplicada	Informática Médica Aplicada

Como ves, si bien existen unas reglas de juego básicas, cada universidad las adapta a sus necesidades, idiosincrasia, y preferencias.

Medicina, ¿una carrera Fácil o Difícil?

Yo soy de la opinión que no hay carreras fáciles. Todas tienen su complicación, más si partimos del hecho de que en la Universidad, el nivel de estudios superior existente, no solo se adquieren conocimientos sino más bien se te forma para que tu sepas adquirirlos, crearlos y criticarlos, que madures y sepas ser generador y filtrador de los mismos.

Esto es particularmente crítico en el caso de la Medicina, que si bien en nuestro entorno tiene una gran carga teórica, (mayor que en otras áreas geográficas o culturales, más pragmáticas), no se le puede arrancar de su ser la parte práctica, de adquisición de habilidades; su parte científica, en continuo cambio y evolución vertiginosa, que se ha visto acelerada con la gran accesibilidad e inmediatez de información que supone la red de redes (internet); y la parte clínica, detectivesca, de cómo llegar a un diagnostico o una patología, partiendo de sus síntomas y signos físicos, tal y como haría un avezado detective siguiendo las huellas y rastros dejados…

Si bien, yo siempre he visto todo esto como un aliciente y una virtud de la Medicina, puedo entender que para ti no lo sea, o que realmente esté equivocado y sea más bien una carga o defecto.

Sea como fuere, me gusta resumirlo en que estudiar Medicina, supone una doble capacidad, tiene una parte memorística teórica, comparable a una carrera/grado de letras, junto a una parte práctica, propia de las carreras de ciencias, para la que precisamente necesitas la base teórica anterior. Todo ello con la responsabilidad de que lo que está en tus manos es lo más grande que un ser humano te puede confiar, su propia vida.

Da un poco de vértigo, ¿no?; tranquilo no eres el único, a todos nos ha pasado en algún momento de esta emocionante travesía….

Lo que sí es innegable es que el grado en Medicina supone superar una serie de obstáculos en tu camino, algunos inherentes al propio grado, otros a su naturaleza dual (teórico – práctica), otros asociados al sistema educativo,….

Intentare mostrártelos a lo largo de las próximas páginas, para que estés vigilante y no naufragues en tu singladura, porque cantos de sirena que te arrastren a los escollos de un mar desconocido, créeme, que existen….

No menos importante, que todo lo que te he comentado, es la dedicación, que tal vez otros estudios impliquen en menor medida, tanto por su carga lectiva como por su nivel de responsabilidad. Junto con el coste temporal, de renuncia a otras actividades y tiempo libre, añadido al coste propio de su larga duración, nada menos que **6 cursos académicos**, que ya te he desglosado antes.

A esto se une el que, si bien es posible llevar un curso por año, y hay quien lo consigue; en la práctica, el tiempo medio en completar el grado de Medicina suele superar los siete **años**, a los que hay que añadir el tiempo de preparación del examen MIR y la posterior formación sanitaria especializada *(la residencia)*. Lo que implica, en el supuesto más favorable, que si inicias la aventura de tus estudios universitarios a los 18 años de edad, le sumamos los 6 años del grado de Medicina (sin repetir ninguno), serás un licenciado/graduado en Medicina con la friolera de 24 años de edad; a esto, salvo que solo te dediques al ejercicio privado de la medicina en nuestro país, has de añadirle un año (como mínimo) para la preparación del examen MIR; así con 25 años de edad, dependiendo de la especialidad elegida, comenzaras un periplo de 4 o 5 años de especialización, tras el cual, con un mínimo de 29-30 años de edad llegaras a ser médico especialista. *Pero de esto todo hablaremos más adelante….*

¿Estas Asustado?, solo puedo decirte que aunque parece largo y tendrás días mejores y peores, incluso días en los que te volverás a plantear por qué decidiste meterte en esta locura llama Medicina, el día de finalizar el grado llega, y si realmente al finalizar la lectura descubres que te gusta la Medicina, pese a todos estos sacrificios, la experiencia merece la pena.

Una cosa MUY importante a revisar nada más empezar el grado de Medicina, es la NORMATIVA de tu Universidad, sería demasiado extenso el explicártelas porque varían de unas universidades a otras y cambian con el tiempo. Ahí encontraras información tan importante como el número de convocatorias máximas a las que puedes presentarte para superar el examen de cada asignatura, (suele variar desde un mínimo de cuatro hasta un máximo de seis o siete, pero pueden ser más o menos dependiendo de la Universidad). Otro dato importante a consultar es si las convocatorias de las asignaturas se contabilizaran o no, simplemente por el hecho de estar matriculado en ellas, independientemente de que te presentes o no al examen, así como las excepciones, de existir, en las que podrás presentar causa justificada. Y por último, pero no menos importante, leer los motivos de expulsión o imposibilidad de continuar los estudios en tu Universidad, por ejemplo, para los alumnos de primer año, suele haber un número de créditos mínimo a superar.

Hay muchas más normas, debes conocerlas muy bien y tenerlas en cuenta, tanto antes de decidir las asignaturas de las que te matricularas, como en el día a día para conocer tus derechos y deberes, evitando sorpresas desagradables e irremediables.

Acceso a otras titulaciones desde Medicina

Aunque este no sea tu objetivo primario, o no debería serlo, tras completar el primer ciclo de Medicina puedes acceder al segundo ciclo de algunas titulaciones: Odontología, Comunicación Audiovisual, Periodismo, Publicidad, Bioquímica, Criminología, Documentación, Lingüística, etc...

El saber exactamente cuáles son y cómo se solicita, depende solamente de ti, porque una vez más es diferente en las distintas **universidades.**

El coste de estudiar Medicina en España

A continuación tienes una **tabla orientativa de los costes de matrícula** en 1º de medicina en las distintas universidades. **A ellos tendrás que añadir los costes de vivir en la ciudad correspondiente,** si no es la de tu residencia habitual, pero suele rondar los 1000 euros mensuales (sumando el alojamiento, manutención, transporte, materiales,....) si bien variará según la ciudad en cuestión. No es lo mismo, a efectos económicos, una gran ciudad como Barcelona o Madrid, que otra más pequeña.

Coste Matricula 1er. Curso de Medicina en España	2011/12	2012/13	Variación
Madrid - Alfonso X el Sabio (Privada)	19.890,00	20.121,00	231,00
Madrid - Universidad Europea (Privada)	19.355,00	20.025,00	670,00
Madrid - San Pablo - CEU (Privada)	17.460,00	17.950,00	490,00
Madrid - Francisco de Vitoria (Privada)	13.900,00	15.400,00	1.500,00
Barcelona - Universitat Internacional de Catalunya (Privada)	12.360,00	12.720,00	360,00
Pamplona - Universidad de Navarra (Privada)	12.048,00	12.648,00	600,00
Castellon - Universidad CEU Cardenal Herrera (Privada)	10.900,00	11.245,00	345,00
Murcia- Universidad Católica de Murcia (Privada)	0,00	10.025,00	0,00
Valencia - Universidad Católica de Valencia (Privada)	8.010,00	8.491,50	481,50
Gerona - Universitat de Girona	1.400,00	2.550,00	1.150,00
Reus - Universidad Rovira i Virgili (Tarragona)	1.560,62	2.510,75	950,13
Barcelona - Universidad de Barcelona	1.489,50	2.510,75	1.021,25
Lleida - Universidad de Lleida	1.489,50	2.510,74	1.021,24
Barcelona - Autónoma de Barcelona	1.586,12	2.510,22	924,10
Barcelona - Universidad Pompeu Fabra	1.383,00	2.440,74	1.057,74
Salamanca - Universidad de Salamanca	1.442,66	1.867,00	424,34
Valladolid - Universidad de Valladolid	1.464,10	1.787,40	323,30
Madrid - Alcalá de Henares	1.350,51	1.663,17	312,66
Madrid - Complutense de Madrid	1.662,51	1.662,05	-0,46
Madrid - Autónoma de Madrid	1.350,51	1.658,40	307,89
Madrid - Rey Juan Carlos	1.350,51	1.657,06	306,55
Alicante - Universidad Miguel Hernández	1.162,37	1.521,61	359,24
Aragón - Facultad de Medicina de Huesca	1.464,31	1.515,91	51,60
Aragón - Universidad de Zaragoza	1.464,31	1.515,91	51,60
Castellón - Universidad Jaume I	1.162,37	1.478,40	316,03
Valencia - Universidad de Valencia	1.162,37	1.478,40	316,03
Oviedo - Universidad de Oviedo	1.348,00	1.351,80	3,80
Canarias - Las Palmas de Gran Canaria	850,33	1.193,14	342,81
País Vasco - Universidad del País Vasco	1.166,00	1.190,73	24,73
Canarias - La Laguna (Tenerife)	868,68	1.170,00	301,32
Castilla-La Mancha - Facultad de Medicina de Ciudad Real	922,50	1.152,59	230,09
Extremadura- Universidad de Extremadura (Badajoz)	1.103,11	1.137,75	34,64
Murcia - Universidad de Murcia	927,73	1.024,47	96,74
Santander - Universidad de Cantabria	966,71	996,56	29,85
Santiago - Universidad de Santiago de Compostela	864,02	877,90	13,88
Málaga - Universidad de Málaga	821,02	850,64	29,62
Córdoba - Universidad de Córdoba	919,90	840,13	-79,77
Cádiz - Universidad de Cádiz	895,62	840,00	-55,62
Granada - Universidad de Granada	894,50	840,00	-54,50
Sevilla - Universidad de Sevilla	795,62	840,00	44,38
Castilla-La Mancha - Facultad de Medicina de Albacete	922,50		
Elaborado por Víctor J. Quesada - www.casimedicos.com	**2011/2012**	**2012/2013**	**Variación**

Como habrás observado, en *2012 se ha producido un aumento generalizado* y considerable en el *precio de la matrícula* universitaria (salvo contadas excepciones). Dicho aumento ha sido fruto de los recortes presupuestarios actuales, que se han hecho más plausibles y sangrantes en Medicina, tanto porque es una de las carreras con más créditos de los que matricularse; como, por su carácter científico y práctico, y esas prácticas suponen un mayor coste para la universidad. A eso hay que añadir la dificultad para llevar los cursos completos limpios (es decir ir a curso por año), las 2das., 3ras. ,... matriculas en las asignaturas tienen un sobreprecio considerable, mayor que el de la tabla.

La disparidad de precios se debe a que quienes los fijan en las universidades públicas españolas son las Comunidades Autónomas.

Calendario académico

La mayoría de las universidades españolas dividen el curso académico en **semestres**:

- el primero suele comenzar a mediados de septiembre o principios de octubre, y terminar a finales de diciembre; con exámenes durante el mes de enero
- el segundo empieza a finales de enero o principios de febrero (tras los exámenes del primer semestre) y finaliza a finales de mayo, con sus exámenes correspondientes en junio.

Las fechas exactas, tanto de inicio como de fin de curso, así como de festivos locales, y plazos de matrícula, etc.... Varían de unos años a otros y entre las distintas universidades. A modo de ejemplo, aquí tienes las fechas aproximadas de comienzo de las clases de primero de Medicina en el Curso 2012-2013.

Fechas de comienzo de Clases Medicina 1er. Curso 2012-2013	1º cuatrimestre
Alicante - Universidad Miguel Hernández	24/09/2012
Aragón - Facultad de Medicina de Huesca	17/09/2012
Aragón - Universidad de Zaragoza	17/09/2012
Barcelona - Autónoma de Barcelona	10/09/2012
Barcelona - Universidad de Barcelona	12/09/2012
Barcelona - Universidad Pompeu Fabra	20/09/2012
Barcelona - Universitat Internacional de Catalunya	17/09/2012
Cádiz - Universidad de Cádiz	01/10/2012
Canarias - La Laguna (Tenerife)	10/09/2012
Canarias - Las Palmas de Gran Canaria	10/09/2012
Castellón - Universidad CEU Cardenal Herrera	11/09/2012
Castellón - Universidad Jaume I	17/09/2012
Castilla-La Mancha - Facultad de Medicina de Albacete	10/09/2012
Castilla-La Mancha - Facultad de Medicina de Ciudad Real	10/09/2012
Córdoba - Universidad de Córdoba	10/09/2012
Extremadura- Universidad de Extremadura (Badajoz)	24/09/2012

Gerona - Universitat de Girona	20/09/2012
Granada - Universidad de Granada	24/09/2012
Lleida - Universidad de Lleida	12/09/2012
Madrid - Alcalá de Henares	10/09/2012
Madrid - Alfonso X el Sabio	24/09/2012
Madrid - Autónoma de Madrid	10/09/2012
Madrid - Complutense de Madrid	17/09/2012
Madrid - Francisco de Vitoria	01/10/2012
Madrid - Rey Juan Carlos	03/09/2012
Madrid - San Pablo - CEU	10/09/2012
Madrid - Universidad Europea	26/09/2012
Málaga - Universidad de Málaga	18/09/2012
Murcia - Católica de Murcia	15/10/2012
Murcia - Universidad de Murcia	12/09/2012
Oviedo - Universidad de Oviedo	13/09/2012
País Vasco - Universidad del País Vasco	10/09/2012
Pamplona - Universidad de Navarra	03/09/2012
Reus - Universidad Rovira i Virgili (Tarragona)	12/09/2012
Salamanca - Universidad de Salamanca	24/09/2012
Santander - Universidad de Cantabria	24/09/2012
Santiago de Compostela - Universidad de Santiago de Compostela	10/09/2012
Sevilla - Universidad de Sevilla	24/09/2012
Valladolid - Universidad de Valladolid	21/09/2012
Valencia - Universidad de Valencia	13/09/2012
Valencia - Universidad Católica de Valencia	24/09/2012
Elaborado por Víctor J. Quesada – www.casimedicos.com	

La Prueba de Acceso a la Universidad

El objetivo teórico de la Prueba de Acceso a la Universidad (PAU), es garantizar que los alumnos tienen la madurez y los conocimientos previos requeridos para un buen aprovechamiento de los estudios universitarios.

Se compone de **2 fases**: una *FASE GENERAL (OBLIGATORIA)* y una *FASE ESPECÍFICA (VOLUNTARIA)* para subir nota.

En cada examen de las 2 fases puedes escoger entre dos opciones, y puedes realizarlo en castellano o en la lengua cooficial si estas en una comunidad autónoma con lengua propia.

La duración de cada examen es de una hora y media, con descansos entre exámenes de al menos 45 minutos.

Fase general obligatoria

Se compone de 4 exámenes

- Lengua castellana y literatura.
- Lengua extranjera a tu elección, a escoger entre: alemán, francés, inglés, italiano, portugués. (En 2012 se incluyó una prueba de comprensión y expresión oral).
- Historia o filosofía a tu elección.
- Una materia de tu modalidad de Bachillerato.

Al que tendrás que sumar uno más, si te presentas a la PAU en una Comunidad Autónoma que tenga lengua cooficial; y que versara sobre dicha lengua.

Tu **nota** final se obtiene sumando el 60% de tu nota media de Bachillerato con el 40% de tu nota de la fase general (siempre que esta última sea mayor o igual a 4). Esta calificación tendrá *validez indefinida*, a partir de ese momento.

Fase específica

No es otra cosa que una manera rimbombante de llamar a algo tan simple como realizar exámenes (voluntarios) sobre materias de tu modalidad de bachillerato.

Tú decides cuántos exámenes vas a realizar, como máximo 4. Debes tener en cuenta que sólo contarán las notas de un máximo de dos materias (ponderadas con un 10%) que estén relacionadas con la rama de conocimiento de la titulación a la que quieres acceder (en este caso Medicina), por lo que lo más lógico es que solo te presentes si dominas la materia de ese examen.

Con la fase específica lo máximo que puedes aumentar tu nota son 4 puntos.

Cada universidad puede aumentar la ponderación de las materias consideradas prioritarias hasta un 20%. Es decir, un examen perfecto de una materia relacionada con Medicina te subirá la nota un punto, o hasta 2 puntos si la universidad en la que quieres ingresar ha señalado esa materia como prioritaria.

Si pretendes acceder a la universidad desde los Ciclos Formativos de Grado Superior de Formación Profesional, Artes Plásticas y Diseño o Enseñanzas también puedes presentarte a la fase específica para subir nota.

Estas notas, a diferencia de las anteriores, solo tienen validez 2 años.

Corrección

Una vez publicadas las calificaciones, tienes tres días hábiles de plazo para hacer una reclamación, o solicitar una segunda corrección.

Ante una reclamación no te volverán a corregir el examen, sólo comprobaran que se ha corregido en su totalidad, que se ha sumado la calificación de todos los apartados, se ha traslado correctamente a todos los documentos, etc.

De solicitar una segunda corrección, la hará un profesor distinto al que te corrigió el examen la primera vez. Si existiesen más de dos puntos de diferencia, será corregido por un tercer profesor. Y tu calificación final será la media aritmética de las dos o tres correcciones.

Tienes derecho, durante 10 días, a ver el examen corregido una vez finalizado el proceso de corrección o reclamación.

Convocatorias

Cada año se celebran **dos** convocatorias de la PAU, una *ordinaria* en junio y una *extraordinaria* que según el distrito/universidad puede ser en julio o septiembre. Puedes presentarte a SUCESIVAS CONVOCATORIAS de la PAU para MEJORAR tu CALIFICACIÓN tanto de la fase general como de la específica.

En el **curso 2013-2014**, las fechas previstas (*que pueden sufrir modificaciones*) son:

Distrito/Facultad	Convocatoria Ordinaria	Convocatoria Extraordinaria
Andalucía	18, 19 y 21 de junio	16, 17, 18 y 19 de septiembre
Aragón	11, 12 y 13 de Junio	10, 11 y 12 de Septiembre
Asturias	4, 5 y 6 de junio	2, 3 y 4 de julio
Canarias	12, 13 y 14 de junio	10,11 y 12 de julio
Cantabria	12, 13 y 14 de junio	11, 12 y 13 de Septiembre
Castilla y León	11, 12 y 13 de Junio	11, 12 y 13 de Septiembre
Castilla-La Mancha	10, 11 y 12 de junio	10,11 y 12 de septiembre
Cataluña	11, 12 y 13 de junio	3, 4 y 5 de septiembre
Comunidad Valenciana	11, 12 y 13 de junio	9, 10 y 11 de julio
Extremadura	18, 19 y 20 de junio	17,18 y 19 de septiembre
Galicia	12, 13 y 14 de Junio	18, 19 y 20 de Septiembre
Madrid	4, 5, 6 y 7 de junio	11, 12, 13 y 16 de septiembre
Murcia	10, 11 y 12 de junio	11, 12 y 13 de septiembre
País Vasco	5, 6 y 7 de junio	3, 4 y 5 de julio

En el caso de las **universidades privadas**, tienen además sus propias pruebas y entrevistas personales, normalmente los meses previos a la PAU. *Tienes los modos de contactarlas para pedir más información, más adelante.*

Las notas de corte en Medicina

Las notas de corte no son otra cosa que una cuestión de *oferta y demanda*; son las notas mínimas que establecen las facultades de Medicina para poder acceder al Grado de Medicina en dicha facultad. Si no hubiese más estudiantes interesados en entrar al grado de Medicina que número de plazas totales ofertan las facultades, no serían necesarias. Pero de alguna manera hay que decidir quién entra y quién no. De hecho hay otras carreras (*por ejemplo biología, pero puede cambiar*) sin numerus clausus (es decir, sin nota de corte).

Tú nota personal, como ya hemos visto, la obtienes calculando la media aritmética entre tu nota de bachillerato y tu nota de la Prueba de Acceso a la Universidad (PAU).

La *"nota de corte" inicial de cada facultad de Medicina*, la que ponen cuando empieza el proceso de inscripción, es la nota de admisión que tenía el último estudiante que logro entrar (*obtuvo plaza*) en el Grado de Medicina de esa Universidad el curso anterior. Y por eso mismo *variará según vayan progresando las listas* a lo largo de los meses y las renuncias,… Por ejemplo, si el número de plazas en una universidad aumenta, la note de corte bajará; si aumenta el número de estudiantes que solicitan una misma carrera, la nota de corte aumentará.

Las notas de corte varían de unos años a otros, tanto porque unos años una carrera puede tener más o menos demanda que otros, como porque a lo largo del proceso; y no por igual en todas las localidades y/o Universidades, una localidad o una universidad tenga más demanda que otra.

Las notas de corte de medicina **suelen ser altas**; con una *mediana* de nada menos que un *12,032* de nota de corte, siendo el corte más bajo del curso 2012-2013 de 11,668, correspondiente a la Universidad de Reus.

Este proceso y sistema caótico de distritos universitarios, que funcionan como Reinos de taifas sin comunicación mutua; y la consiguiente preinscripción en los múltiples distritos *(que te mostrare con testimonios de compañeros y padres de compañeros que lo han sufrido)*, no facilitan la fluidez del sistema, llevando a que el proceso de llamamientos, movimiento de las listas de espera, y variación de las notas de corte con ello, sea una agonía y un sufrimiento que se alarga meses. En concreto en el curso 2012-2013, nada menos que hasta mediados de diciembre. *(Si, DICIEMBRE, no has leído mal ni me he equivocado al escribirlo)*.

A continuación tienes las **notas de corte iniciales y finales del curso 2012-2013.**

Notas de Corte	2010	2011	Final 2012	Inicio 2012
Catalunya (Reus)	11,142	11,406	11,668	12,02
Catalunya (Girona)	11,07	11,26	11,672	11,946
Catalunya (Lleida)	11,04	11,316	11,68	11,944
Catalunya (Autónoma)	11,195	11,482	11,765	12,22
Galicia (Santiago)	11,23	11,598	11,78	12,179
Aragón (Huesca)	11,19	11,587	11,796	12,268
Catalunya (Barcelona)	11,35	11,867	11,8	12,332
Catalunya (Pompeu Fabra)	11,328	11,714	11,808	12,242
Cantabria (Santander)	11,212	11,632	11,81	12,504
País Vasco (Leioa)	11,503	11,346	11,83	12,119
Castilla-León (Valladolid)	11,204	11,79	11,872	12,31
Aragón (Zaragoza)	11,39	11,725	11,907	12,376

Extremadura (Badajoz)	11,236	11,758	11,95	12,4
Castilla-León (Salamanca)	11,37	11,867	11,957	12,37
C. Valenciana (Castellón)	0	11,73	11,964	12,447
Andalucía (Cádiz)	11,286	11,921	12,01	12,424
Canarias (La Laguna)	11,68	11,977	12,053	12,57
Castilla-La Mancha (Ciudad Real)	11,478	12,04	12,067	12,46
Madrid (Rey Juan Carlos)	11,7	12,064	12,107	12,189
Castilla-La Mancha (Albacete)	11,53	11,964	12,115	12,46
C. Valenciana (UMH, San Juan)	11,584	12,022	12,131	12,526
Andalucía (Sevilla)	11,559	12,022	12,136	12,503
Canarias (Las Palmas)	11,849	12,195	12,178	12,429
Madrid (Alcalá)	11,631	12,023	12,178	12,229
C. Valenciana (Valencia)	11,732	11,986	12,182	12,546
Andalucía (Córdoba)	11,496	12,172	12,196	12,555
Andalucía (Málaga)	11,645	12,204	12,197	12,554
Asturias (Oviedo)	12,088	12,292	12,226	12,692
Murcia (Murcia)	11,666	11,987	12,29	12,808
Madrid (Autónoma)	11,84	12,2	12,3	12,424
Andalucía (Granada)	11,959	12,36	12,449	12,822
Madrid (Complutense)	12,022	12,354	12,499	12,499
Elaborado por Víctor Quesada				
Notas de Corte	2010	2011	**Final 2012**	**Inicio 2012**

Para que te hagas una idea de cómo fluctúan las notas de corte, a continuación tienes un análisis grafico

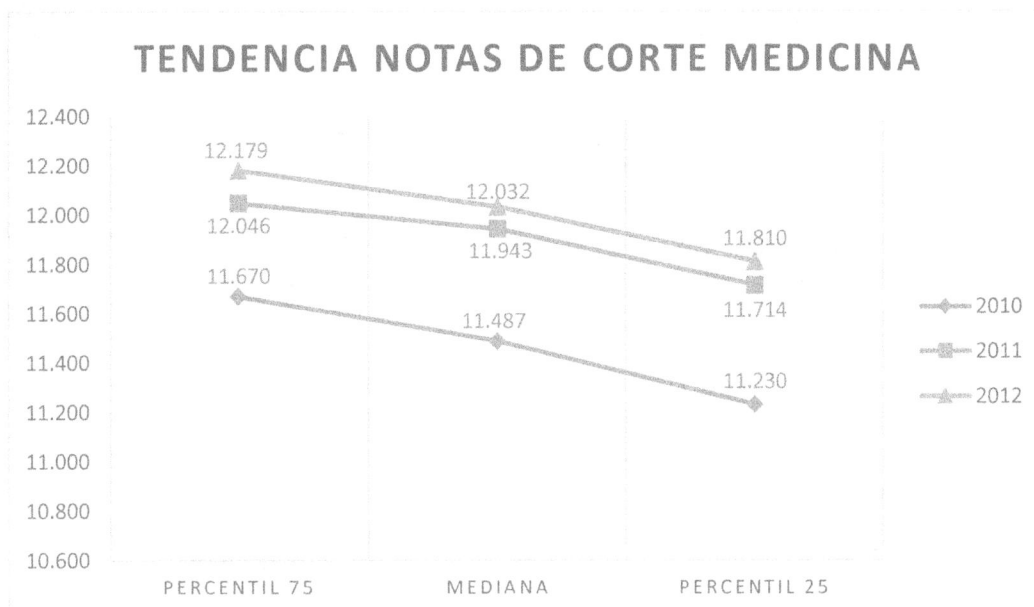

TENDENCIA NOTAS DE CORTE MEDICINA

Gráfica comparativa entre la nota de corte inicial y final de las facultades de Medicina de España en el Curso 2012-2013

Notas de Corte Medicina 2012 - casiMedicos.com

Ult. 2012   1ª 2012

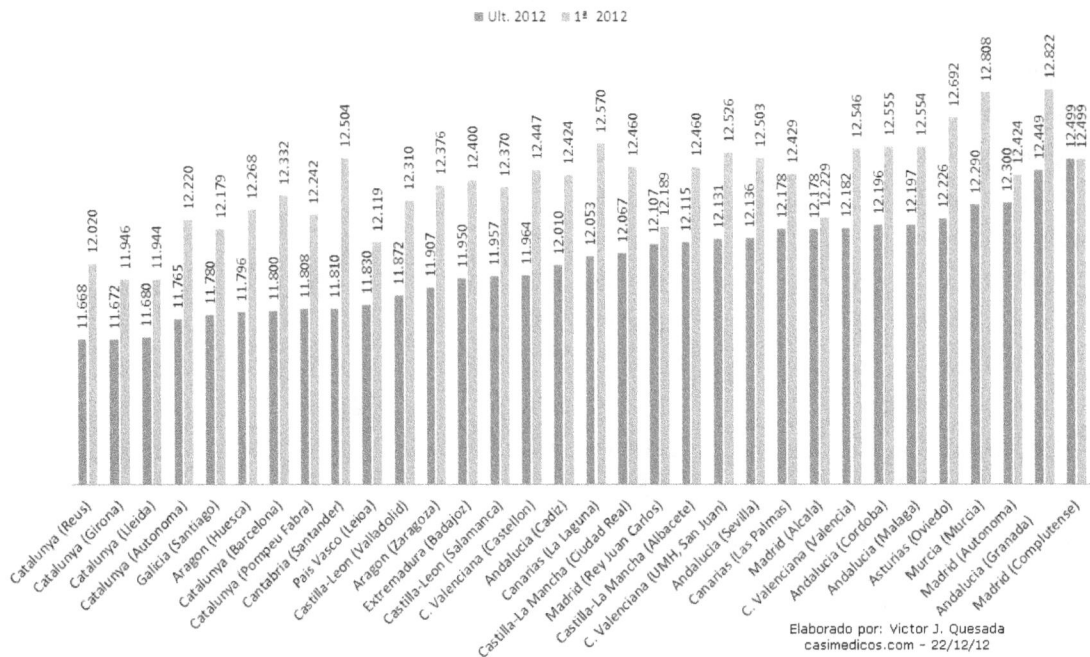

Elaborado por: Victor J. Quesada
casimedicos.com - 22/12/12

Comparativa entre la nota de corte final del curso 2011-12 vs la nota de corte final en el curso 2012-2013 de las distintas universidades

Diferencia Notas de Corte 2011 - 2012 - casiMedicos.com

2011   Ult. 2012

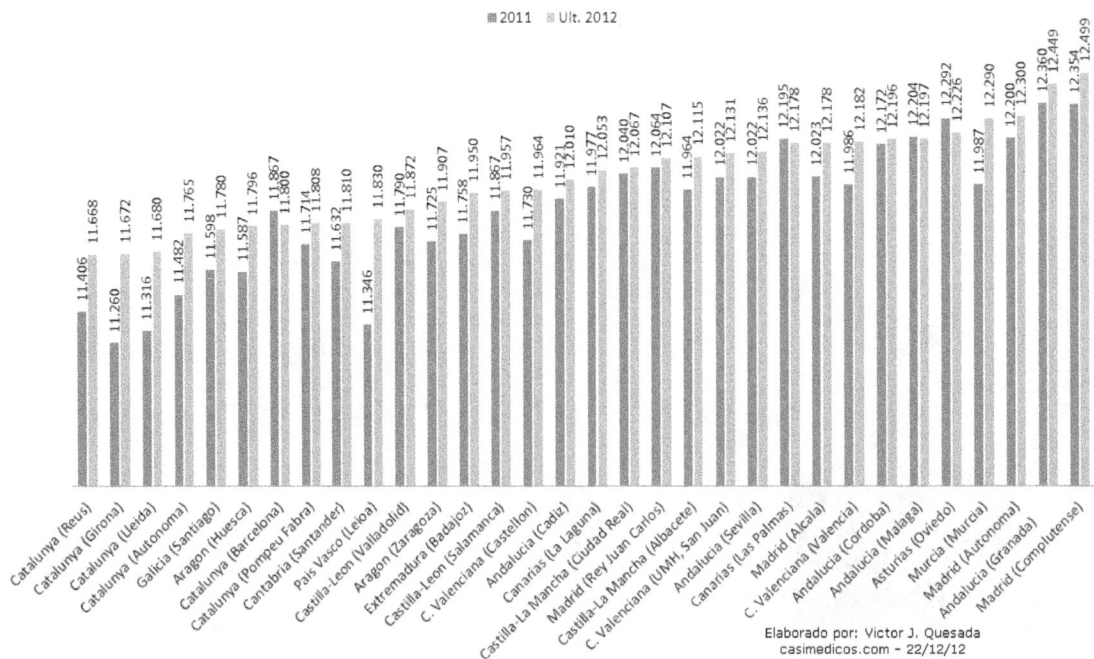

Elaborado por: Victor J. Quesada
casimedicos.com - 22/12/12

Comparativa de la caída de las notas de corte, desde la inicial a la última conocida del curso 2012-13 en cada universidad

Notas de Corte - Caida 2012 - casiMedicos.com

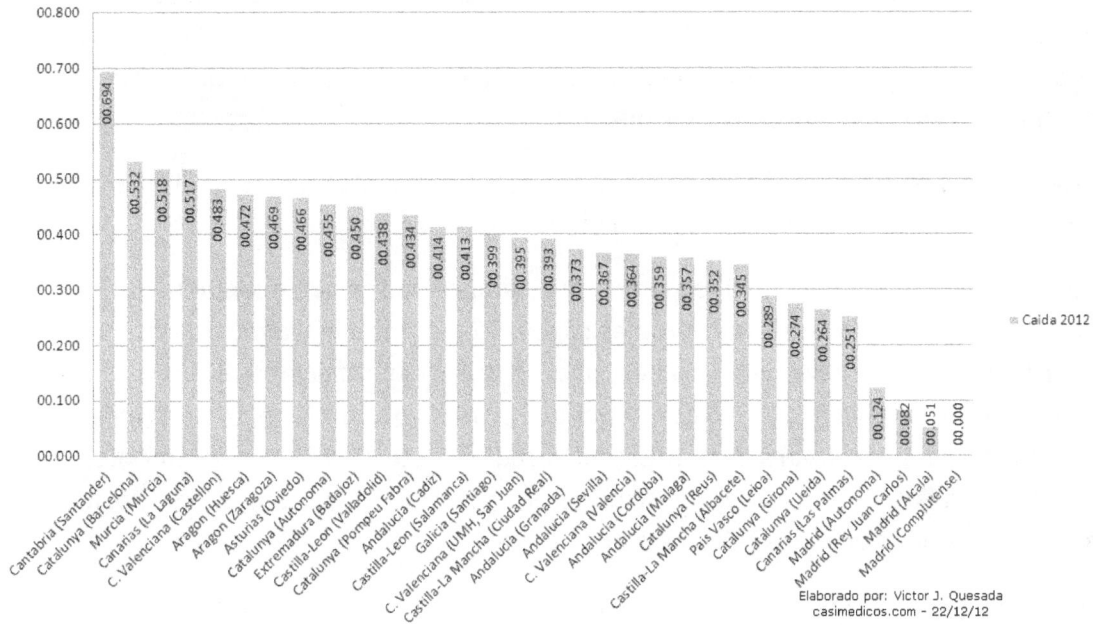

Elaborado por: Victor J. Quesada
casimedicos.com – 22/12/12

Diferencia entre la nota de corte final del curso 2011-12 y la nota final conocida del curso 2012-13 para cada universidad

DIFERENCIA CORTE 2011- ULT. CORTE 2012

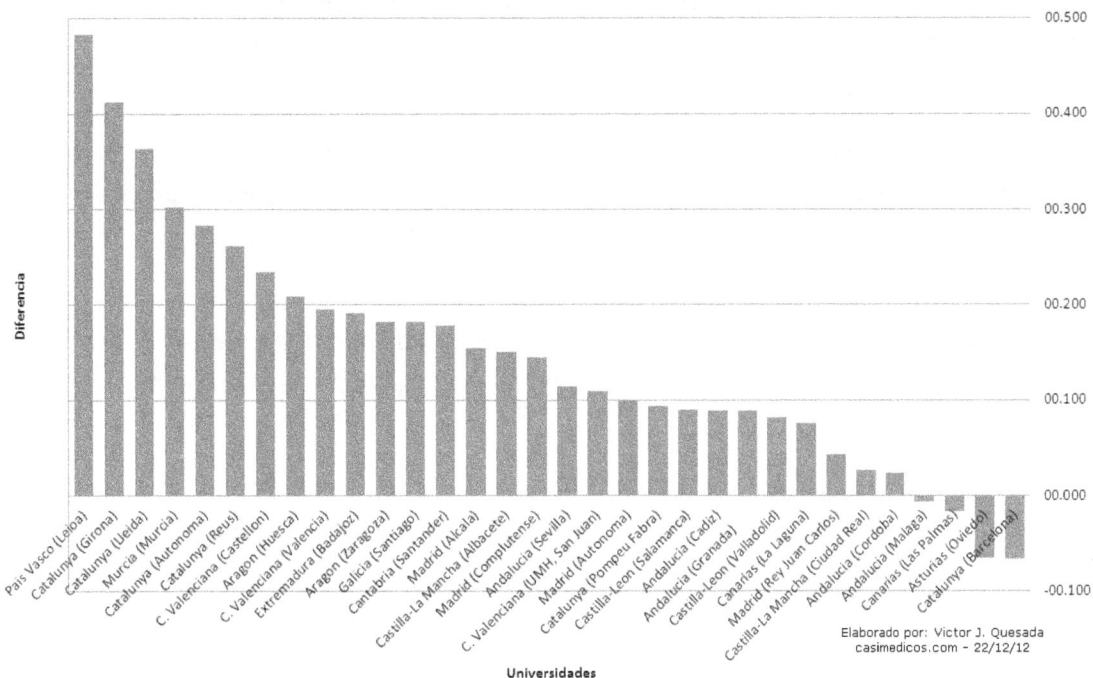

Elaborado por: Victor J. Quesada
casimedicos.com – 22/12/12

Admisión, preinscripción y matricula: Testimonios

Si bien el proceso de admisión y acceso a Medicina en España, es caótico desde hace años. El curso 2012-13 ha llegado al extremo de no ser posible saber con certeza la oferta de plazas de Medicina *REALES* de todas las Universidades, llegando a contestar el presidente de los Decanos de Medicina, en una entrevista a un periódico médico, que ni él lograba tener acceso a los mismos.

Este proceso se inicia en el mes de junio y se prolonga varios meses, en el curso 2012-2013, como ya te he comentado, hasta mediados de diciembre.

Mejor que darte mi opinión al respecto, que siempre podría adolecer de no objetiva y precisa; prefiero que saques tus propias conclusiones, por ello y dado que desde casiMedicos.com, trabajamos para recopilar aquellas experiencias sufridas a lo largo de este arduo y tedioso camino que supone *El proceso de admisión, preinscripción y matricula en las Facultades de Medicina de España.* Te transcribo los testimonios, tal cual han reflejado compañeros nuestros que han intentado, y muchos logrado, acceder a Medicina en el Curso 2012-2013:

Foro Preuniversitarios – casiMedicos.com

Puesta en común analítica del proceso de Notas de Corte, curso 2012/2013

por gangas » Dom Nov 11, 2012 12:46 pm

Buenos días

A estas alturas, y aunque se puedan producir llamamientos todavía en Huesca, Cantabria y Valladolid, podemos, si os parece, poner en común un análisis sintético de lo que ha sido el proceso este año.

Este tema serviría para recoger los diferentes análisis personales de todos los implicados en el proceso, opiniones de porqué ha ocurrido lo que ha ocurrido, aventuras personales, coste, etc.

En definitiva vuestra experiencia para que queda constancia en un tema específico y sirva para los que lo intenten el curso que viene, y además para reforzar con casos personales, incluido el coste económico de la logística necesaria, tiempo, y especialmente la emocional del proceso.

Como la actividad del foro ya ha disminuido por estar ya cada uno en su sitio, os pido a aquellos que seguís manteniendo contacto que les pidáis un poco de su tiempo libre para ponerlo aquí.

También pueden hacerlo los padres y madres que lo han seguido. Todo será de utilidad como referencia no solo para los que vengan sino para los responsables que sigan el foro y puedan sentirse aludidos con vuestros análisis.

Más que descalificaciones de carácter general, valen y se buscan historias personales, hasta constituir un mosaico con todas ellas.

Saludos

casimedicos » Dom Nov 11, 2012 12:50 pm

Me parece una gran idea

Pamen » Dom Nov 11, 2012 6:20 pm

Queridos amigos:

Permitidme que os trate como tales, pues vuestra generosidad nos tiene obligados a todos en casa. Ya que, en su solicitud de opiniones, José María / Gangas se interesa también por lo que pensamos los padres, y dado que mi hija Carmen me pide que sea yo quien responda, aprovecho su espacio (Pamen) para adjuntar unas pocas líneas. En realidad, no hacen falta muchas para haceros constar mi admiración por la calidad de vuestro portal de foros y mi agradecimiento por una labor que ha beneficiado a cientos y cientos de jóvenes, incluida mi hija. La pericia y el olfato de sabueso que Carlos muestra tener en su sitio electrónico se hacen también merecedores de todo tipo de piropos. Sois complementarios y resultáis imprescindibles para que el calvario que la mayoría de los estudiantes de Medicina (o aspirantes a tales) ha pasado o está pasando resulte soportable. Junto a mi hija, hemos seguido el caso de Sweeethome y algún otro médico in nuce.

Dejo todo en los elogios que merecéis. Si hubiese de opinar, sacaría a relucir las 66 plazas que, de acuerdo con la información aportada por Carlos, han quedado sin cubrir en la Universidad Autónoma de Madrid. De ser cierto, sería tan grave lo ocurrido que requeriría de una explicación urgente por parte de la Consejería de Educación de la Comunidad de Madrid. Pensad todos en el perjuicio que ello ha causado a los estudiantes de ese distrito universitario, sin duda alguna los más castigados de toda España; de hecho, muchos no habrían precisado desplazarse a otras comunidades autónomas. Además de las molestias que muchos se habrían ahorrado, lo principal sin duda es el ahorro que habría supuesto para unas familias que, en su mayoría, están pasando muchas dificultades para salir adelante en estos tiempos de crisis.

Ahora, queden a un lado las quejas, ya que, con relación a lo que venís haciendo, sólo caben los parabienes. ¡Valéis mucho!

Gracias y abrazos para todos.

AGM

Madrecasimedico » Lun Nov 12, 2012 9:15 pm

Buenas tardes, soy la madre de un alumno que cursa actualmente primero de medicina.

Mi hijo, como miles de jóvenes aspirantes a estudiar medicina, ha soportado un calvario innecesario para conseguir acceder a sus estudios de medicina.

LO PEOR DEL PROCESO DE ADMISIÓN

Para empezar, la PAU en nuestra Comunidad Autónoma se realizó a finales de Junio de 2012, casi un mes más tarde que en otros lugares de nuestro país.

Si por ley, un alumno puede cursar estudios universitarios en cualquier Universidad Pública de España, todos deberían concursar en igualdad de condiciones.

Los alumnos andaluces tuvieron tres días escasos para preinscribirse en algunos distritos que cerraban el plazo el día 3 de Julio.

En el caso de mi hijo, éste trámite se realizó de forma precipitada y por partida doble, porque las calificaciones definitivas (después de la revisión de notas que solicitó) fueron entregadas por la UMA después de finalizar el plazo de preinscripción en algunos distritos.

Así que cuando las tuvimos, y después de horas al teléfono para preguntar qué hacíamos con las notas definitivas... hubo que reenviar por correo certificado urgente con acuse de recibo, copias compulsadas de los nuevos papeles... comienzan lo que yo llamo "gastos de admisión".

En éste punto, tengo que decir que él es uno de los alumnos que solicitó plaza en las 32 Facultades de Medicina del país.

Podrán imaginarse las esperas en la oficina de correos (y en las oficinas de compulsas) para enviar por dos veces la misma documentación y los gastos...

Afortunadamente, contábamos con un calendario con las fechas de publicación de listas de admitidos, minuciosa y perfectamente elaborada por cgarc en su site, ninguna otra ayuda por parte de nadie...

Era la única forma de mantenernos orientados en ésta locura de proceso donde todo está descentralizado y donde cada responsable de acceso a la Universidad, hace lo que le parece bien en su "particular reino".

Como ejemplo, contaré que en Galicia, para preinscribirse hay que saber gallego, porque en la página web de CIUG no teníamos la opción de traducir al castellano. Además en el programa NERTA, desde el que después tienes que seguir el proceso, los alumnos de fuera de Galicia tuvieron dificultades para entrar en dicho programa hasta bien entrado Julio (me lo dijeron por teléfono en la misma Universidad de Santiago).

En otros distritos universitarios, para enviar la documentación había que utilizar complicados programas informáticos que había que instalarse, que por supuesto sólo se conseguía tras varios intentos. Me refiero, a la Universidad de Murcia, allí ni siquiera fue posible enviar la modificación de las notas de PAU, el programa era "buenísimo" pero no aceptaba la mejora de calificaciones con lo cual, ni siquiera tuvo la opción de concursar con su nota real.

Tampoco aceptaron la mejora de notas en ninguna Universidad de la Comunidad de Madrid... porque se enviaron fuera de plazo (aunque la culpa no fue del alumno, el retraso fue de la UMA en entregar las correcciones) pero el alumno se "fastidia".

No me parece aceptable que en algunos distritos no aparezcan las listas de aspirantes con sus calificaciones por ejemplo Madrid, Cataluña... En Galicia sí aparece una lista de aspirantes con sus notas, pero durante todo el proceso vas bajando puestos en lista de espera sin explicación aparente. Puede que se trate de alumnos que reclaman, pero eso ha estado ocurriendo durante todo el proceso hasta su cierre. Haciendo un acto de FE creeremos que se trata de eso...

Durante el mes de Agosto se paraliza el proceso... Pues oiga yo trabajo en un hospital, y me tomo las vacaciones cuando hay menos carga de trabajo y si hay que hacer turnos, pues se hacen, pero jamás dejamos el trabajo paralizado y les decimos a nuestros pacientes que ya volveremos dentro de un mes a seguir curándolos.

Y ahora me quedo perpleja cuando nos espetan: "es demasiado tarde ya para seguir llamando aspirantes", no me lo puedo creer...

Son muchos detalles los que tiene que analizar desde el Ministerio de Educación y poner orden en esta sinrazón, siempre y cuando les importe lo que está pasando... de lo que no estoy muy segura.

Por último, coincido con la madre de Pamen, en la gravedad del hecho de no cubrir la totalidad de las plazas en alguna facultad el año pasado.

¿Les importa a los decanos cómo se sienten los jóvenes que se quedaron sin plaza el año pasado, aun correspondiéndoles por ley?

¿Se preocupan del daño infinito causado a ellos y a sus familias?

¿Cómo se sentirían si uno de ellos fuese su hijo?

Mi hijo fue admitido en la Universidad en los primeros días de Octubre, cuando ya llevaban un mes de clases, el calvario ha sido para olvidar, pero si escribo esto, es para que quede constancia de mi denuncia pública de esta vergüenza que es la admisión en medicina en España.

LO MEJOR DEL PROCESO.

Sin lugar a dudas, la inestimable ayuda que ha supuesto para nosotros el site de cgarc y el foro de casimedicos. Mi infinito agradecimiento por la creación y mantenimiento de la única herramienta de la que hemos dispuesto para mantenernos informados puntualmente de todos los detalles.

Seguramente las vacaciones de verano de gangas, Victor, José María, Carlos, Migale... hubiesen sido muy diferentes si no nos hubieran "regalado" muchas horas de su tiempo, pero nuestro calvario hubiese sido sin duda mucho más insoportable.

He conocido en el foro jóvenes con la misma ilusión que mi hijo, y os puedo asegurar que me he emocionado con muchos de ellos, no olvidaré las palabras de sweeethome el día de su admisión en Reus, ni los comentarios de Pamen o la desesperación que aún tiene Passion por las plazas de Santander (mucho ánimo!!!).

A todos ellos muchas gracias por la ayuda, y palabras de ánimo que nunca os han faltado para todos los compañeros.

Mama93 » Lun Nov 12, 2012 10:48 pm

Me alegra ver este tema. Porque yo nunca podre agradecer todo lo que el foro nos ha ayudado. Tengo que decir que os he seguido casi a diario más de un año, y gracias a vuestras informaciones, hemos estado en todo momento informados de todo lo que había que hacer, los plazos, las notas, las adjudicaciones, etc... Este es un proceso largo, durísimo, matriculas aquí y allá. Hasta cometieron un error al informatizar las notas de selectividad y no poder arreglarlo. Ni nuestros hijos ni nosotros nos merecemos esto, sobre todo ellos, que después de haber estudiado tanto para sacar unas notas que, no sé si estáis de acuerdo, pero se ha vuelto una locura, tengan que estar, muchos, cuatro meses esperando que les admitan. Una chica que conozco llego a una facultad en la última resulta y algunos profesores le dijeron que estaba retrasando todo y la pobre casi se puso a llorar. No tenía bastante con llegar más de un mes de retraso! Estas cosas se deberían de denunciar públicamente y cuando llegase el mes de Julio estuviera todo resuelto. Que cada uno sepa dónde va, buscar alojamiento sin tener que hacerlo a lo loco, y hacerte a la idea de la ciudad en la que pasaras tus próximos años. Bueno y dando gracias que nos han admitido, porque ¿cuánta gente se queda fuera? Gracias por vuestro trabajo. No os podéis imaginar el bien que hacéis y la alegría que me da cuando alguien dice, Por fin admitido!. Realmente somos como una gran familia.

gangas » Lun Nov 12, 2012 11:11 pm

Todo lo que escribáis aquí se hará llegar por mi parte al presidente de la Conferencia Nacional de Decanos de Medicina, tal cual mediante copia y pega y traslado a un fichero de texto Word.

No hay prisa pero correr la voz entre todos los interesados que hayáis conocido durante el proceso, para hacerlo cuanto antes, gracias.

Saludos

elisand » Mar Nov 13, 2012 11:22 pm

Me siento totalmente identificada con lo que ha escrito Madrecasimedico.

El 29 de junio fue el día en el que los alumnos andaluces pudimos recoger nuestras calificaciones y el lunes siguiente día 2 de julio era el último día para preinscribirse en el País Vasco y el día 3 para Cataluña, Madrid, Comunidad Valenciana, Galicia y Asturias.

Los resultados de las reclamaciones y segundas correcciones en Andalucía se resolvieron el día 10 de julio, fecha en la que ya habían expirado los plazos de preinscripción de TODAS las comunidades menos en Castilla y León, por lo cual tuve que enviar de nuevo a las 32 facultades las nuevas notas compulsadas, DNI compulsados, impresos de preinscripción modificados a mano y una fotocopia de la solicitud de reclamación a la universidad de Sevilla junto con un escrito para que vieran que no fue culpa mía sino que no tenía más remedio que enviarles la documentación fuera de plazo, y aun así en algunas universidades no me las cambiaron, como es el caso de las 4 universidades de la Comunidad de Madrid.

Caduceo » Mié Nov 14, 2012 2:09 am

Yo entiendo que cada grupo tiene sus intereses, de manera que espero que esto no se convierta en una discusión entre el resto de cupos y el de Titulados, porque no va por ahí la cosa.

Por favor, tengan en cuenta a los colectivos minoritarios como los TITULADOS, porque, si bien entiendo que debe dedicársenos un pequeño porcentaje de plazas, y no discuto dicho punto, creo que estaría bien que el cupo pasase de un 1 o 2 % de plazas a un 5 %. En la actualidad, el cupo para personas discapacitadas o el de acceso para mayores de 25 años, que deberían ser intocables, pero que tienden a tener menor demanda (las tablas del blog GangasMir lo dicen, no yo: la nota media de acceso para mayores de 25 años es de 6, 7, pocas veces 8 o más, y en cuanto a las plazas de discapacitados, que como digo deberían ser intocables, a veces hay plazas vacantes, que van directamente al cupo GENERAL, en lugar de a hacer que el nuestro tenga una, dos plazas más).

Como he dicho, no pretendo cambiar los otros dos cupos, sino hacerlos razonables: si sobran plazas en el cupo de discapacitados, no las pasen al cupo general, pásenlas a un cupo que tiene una o dos plazas por universidad. Si el acceso a Medicina por todas las vías exige o tener casi un sobresaliente en Selectividad, o sacarse una carrera con casi sobresaliente, con los años que ello conlleva, revisen un cupo sin competencia, descompensado (seguro, fijo, que aparece alguien contándome su historia personal, pero repito: esto no va de eso).

La nota de acceso en el cupo de titulados es, en muchos casos, directamente un sobresaliente, esto es: haberse sacado una carrera con nota media de sobresaliente. No, la carrera no es el bachiller, quien la esté haciendo entenderá lo que digo, y quien la esté empezando lo entenderá muy pronto. En la carrera hay profesores a los que puedes amenazarles con revisiones de Departamento, reuniones con el Decano, que ellos no te van a poner más de un 6, porque nunca han puesto a nadie más de un 6, y "al fin y al cabo estás aprobado".

Pero vayamos más allá: la nota media de la carrera no conoce de convocatorias. Esto es, si yo saco un 7 en una asignatura en mi primera oportunidad pero un compañero saca un 9 en la sexta convocatoria... entonces ese compañero es un genio y yo un estudiante normalito. Así, los "profesionales del estudio" (hay uno en cada facultad), que llevan años sacándose X carrera cogiendo dos asignaturas al año, acaban con unos expedientes deslumbrantes, mientras que gente como yo, que ha sido felicitada por su expediente aprobando a curso por año, sufre a causa de la ausencia de unas miserables décimas.

REVISIÓN DEL EXPEDIENTE caso por caso.

Y la clave de bóveda:

DISTRITO ÚNICO, POR AMOR DE DIOS. DISTRITO ÚNICO Y MIL VECES DISTRITO ÚNICO.

En su defecto, que cierren los procesos de admisión el último día de Julio, empezando con llamadas telefónicas tras la tercera lista. El 20 de junio se cierra la admisión. El 1 de julio, primera lista. El 8 de julio, segunda. El 15 de julio, tercera lista. El 18 de julio, empiezan las LLAMADAS TELEFÓNICAS para las plazas vacantes. Pi-pa-pi-pa, para el 31 de julio los secretarios/as se pueden ir de vacaciones y las plazas están cubiertas.

Que no se preocupen, que si no llaman a los alumnos, estoy seguro, pero seguro, de que ellos mismos les llamarán para saber su situación. Matemático. Pero el 31 de julio, todos con plaza asignada o fuera del proceso. ¿QUÉ SIGNIFICA llamar a gente en septiembre, en octubre, en NOVIEMBRE?. Ya basta de atropellos. La gente tiene derecho a tener una vida, a matricularse en su opción B o a matricularse en algo externo a la universidad, para lo cual existen PLAZOS, imposibles de cumplir de no existir cierta cordura en el fin de un proceso como es la selección para Medicina. LLAMADAS TELEFÓNICAS para todo. Por una vez, el gasto desmedido de la administración estaría plenamente justificado.

RESUMEN DE RUEGOS EN RELACIÓN CON EL CUPO DE TITULADOS.

- AUMENTO RAZONABLE (5%) DE PLAZAS VÍA TITULADOS. En el actual contexto del país, con un 50% de jóvenes en paro, es un buen momento para dar segundas oportunidades a personas cuyas medias de carrera rozan el sobresaliente.

Gente que ha demostrado sobradamente en sus carreras que es capaz de sobresalir, pero que por motivos sociológicos no encuentra su hueco en el mercado de trabajo, y que podría desempeñar una labor brillante en cualquier Facultad de Medicina donde fuese aceptada.

- ENTREVISTAS PERSONALES y ANÁLISIS DE LOS EXPEDIENTES ACADÉMICOS CASO POR CASO. Número de convocatorias consumidas, llamadas a los profesores de la anterior carrera, entrevista personal para evaluar capacidades y vocación.

- DISTRITO ÚNICO.

- LLAMADAS TELEFÓNICAS. El proceso de selección, si va a seguir siendo como hasta ahora, debe adaptarse al siglo no ya XXI, sino al XX. Llamadas telefónicas en lugar del lento proceso administrativo, que acaba en noviembre muchas veces.

P.D. Lo siento si he herido cualquier tipo de sensibilidad con el escrito, pero no voy a entrar a debates de ningún tipo, ni a pedir disculpas personalmente, de manera que quien se sienta ofendido es libre de contar su historia, pero no voy a contestar. A mí no me ha molestado no ser elegido este año, lo digo con total sinceridad, lo que me ha molestado ha sido malgastar tres meses de mi vida en un proceso absurdo, ver cómo pasaban por delante en mi entorno cercano personas a las que ni vi nunca intención de dedicarse a la Medicina ni creo capacitadas para aprobar Anatomía I (recordemos que matricularse en algo no te obliga a nada, realmente, y mucha gente, con el tema de la crisis, se ha metido a la aventura), y sobre todo casi perder la oportunidad de matricularme en unos estudios alternativos.

Pcelis » Vie Nov 16, 2012 1:26 pm

Tienes mucha razón "Caduceo". Debería de quedarse zanjado todo el verano, pues los que tenemos menos nota, sin duda desperdiciamos nuestro tiempo, y tres meses, que se dice pronto.

Yo realmente no sé si siempre ha sido tan desastroso y mal organizado este proceso como lo ha sido este año. No lo sé porque es el primero que lo vivo en mis propias carnes. Pero realmente... es vergonzoso. No se me ocurre otro adjetivo con que calificarlo.

BALTASARGP » Vie Nov 16, 2012 4:58 pm

Buenas tardes,

soy el padre de una chica que se encuentra realizando los estudios de medicina en la Universidad de Santiago de Compostela, no sin antes haber pasado un auténtico calvario durante todo el verano y los dos cursos anteriores de bachillerato, presionada como todos los preuniversitarios con la necesidad de una nota elevada para conseguir su objetivo.

No sería de justicia seguir comentando nuestra experiencia sin agradecer públicamente, en la misma línea que ya han realizado otros intervinientes, la ayuda y el apoyo que para nosotros han sido tanto este foro como el site de Carlos.. Sois simplemente imprescindibles y vuestra labor merecedora de algún premio más allá de la lógica satisfacción que entiendo os producirá las innumerables (y no suficientes) muestras de agradecimiento recibidas.

También tengo que agradecer públicamente el apoyo y ánimo recibido de todas las personas que nos rodearon durante este proceso. Familia, amigos, compañeros de trabajo y, por encima de todo, algunos padres de amigos y amigas de mi hija, que, desinteresadamente, y sin pensar en que al final luchamos por una plaza que puede acabar siendo la que necesita su hijo o hija, nos han ayudado y hemos compartido todo este proceso. Gracias a vosotros Dioni y Belén en quién personifico de forma muy especial a todas estas personas. Tampoco olvidarme de los hijos de amigos que ya están cursando estudios de medicina en algunas de las plazas en las que hemos estado, y que han sido de extraordinaria ayuda con sus consejos y comentarios. Aquí vaya un beso enorme para Eva y también para María.

Para todo padre hay un objetivo básico: que nuestros hijos se conviertan en personas formadas y de provecho, siendo así útiles para la sociedad que todos formamos. En esa aspiración, el que tus hijos puedan desarrollar una carrera en el ámbito de conocimiento que desean es una necesidad, y cuando esa carrera es medicina, a todos los padres de este país se les entremezclan las sensaciones: orgullo porque tu hijo o hija elija una de las profesiones con mayor vocación de servicio a la comunidad, pero también miedo, sabedores como somos los padres de la extraordinaria dificultad de poder acceder a los estudios en nuestro país, y me da igual considerar tanto la enseñanza pública como la privada.

No quiero extenderme más, y paso a relatar la experiencia que mi hija vivió este verano, y que creo que es un claro ejemplo de lo irracional y absurdo del proceso.

En primer lugar quiero referirme a la selectividad, cuyo diferente nivel en diferentes comunidades establece una primera diferencia relevante. A lo largo de nuestro periplo por España, hemos observado con sorpresa la ausencia casi total de asturianos fuera de nuestra región, lo que confirma lo que ya sabíamos, que la selectividad en Asturias fue particularmente dura en la convocatoria de junio en nuestra región, y que ha penalizado la presencia de asturianos frente a candidatos de otras regiones. Parece necesario que se establezca un sistema homogéneo de valoración y puntuación para que esto no ocurra.

En segundo lugar creo necesaria la implantación del distrito único. Es un esperpento que exista un calendario dispar entre las diferentes autonomías, y que se pueda producir un parón total durante el mes de agosto, sabedores de que el proceso se extiende incluso hasta el mes de noviembre.

Y como muestra vale nuestra experiencia: mi hija Laura consigue su primer acceso a poder estudiar en Medicina en Lleida, en la asignación del 14 de septiembre, no consiguiendo entrar en ninguna otra facultad. Dado que el curso había empezado ya el día 12 (creo recordar), nos desplazamos allí para dejarla instalada, y que pudiera iniciar sus estudios de medicina.

Cuando llevaba tres semanas en Lleida, salen las listas de la Autónoma de Barcelona, en la que también la admiten, y claro, tratándose de una universidad de gran prestigio, ya obligados a aprender catalán por estar en Lleida, mi hija nos plantea que le gustaría poder cambiar, criterio que coincidía con el nuestro, que entendíamos que el esfuerzo merecía la pena. Claro esto supone perder fianzas en la residencia de Lleida, el mes de octubre ya abonado en dicha residencia, un nuevo viaje para poder cambiarla con todo el equipamiento adquirido, etc.

Cuando por fin hacemos el cambio de universidad, habiendo matriculado a mi hija en la Autónoma, y dejándola ubicada en la Vila Universitaria, el día 10 de octubre, cuando nos dirigíamos a renunciar a Lleida a la matrícula, nos enteramos a través del site de Carlos que Santiago de Compostela había bajado a 11,78, con lo que mi hija estaba seguro admitida (su nota era un 11,806). Recién hecha la mudanza, no había tiempo de reacción, y nos volvíamos de Barcelona a Asturias ese mismo día, por lo que le decimos que se piense qué quiere hacer.

Fue una decisión difícil, puesto que Laura era consciente del gasto en que ya habíamos incurrido, y el prestigio de la UAB también pesaba mucho. Finalmente, el hecho de la proximidad geográfica, la posibilidad de estudiar la gran mayoría de la carrera en Español, y el hecho de que la facultad de Medicina de Santiago tiene también gran prestigio, acaban por decidirla a cambiar de nuevo.

Vuelta a empezar de nuevo, sin embargo, el paso por la Autónoma ha sido mucho más razonable, y debo agradecer a los responsables de la Vila Universitaria la racionalidad demostrada, garantizándonos la devolución de la fianza depositada (al contrario de lo sucedido en la residencia en Lleida), y, no cobrándonos más que el mes de octubre ya abonado pese a haber pasado la fecha límite de aviso prevista en el contrato de arrendamiento para avisar del traslado. Un alivio para nuestra maltrecha economía.

Y finalmente, llegamos a Santiago, donde debemos agradecer el trato recibido, y la ayuda de las compañeras de mi hija, que ya estaban cursando los estudios, que le facilitaron cuantos apuntes y datos necesitaba para intentar ponerse al día, después de iniciar el curso con casi cuarenta días de retraso. De hecho, ya hay prácticas que estaban finalizadas que no pudo realizar, ni le pudieron dar solución para ello.

Por el camino quedan, además, reservas de plazas en otros colegios mayores en diferentes ciudades dónde había posibilidad de entrar, viajes para hacer pruebas de acceso, etc. etc.

Y esta es nuestra historia, la compartimos aquí con la esperanza de que sirva para ilustrar lo absurdo de la situación actual y que este esperpento acabe y que otras personas en años futuros no tengan que vivir lo que hemos sufrido nosotros.

Gracias de todo corazón a todos aquellos que nos habéis ayudado y ánimo a todos los que no habéis conseguido vuestro objetivo. No decaigáis, merece la pena luchar por aquello en lo que crees.

josepa » Sab Nov 17, 2012 2:07 am

Buenas

Para empezar, me gustaría, como todos, agradecer la labor de todas y cada una de las personas que forman este foro, como están siempre ahí dispuestos a ayudar dando su opinión o contándonos su historia personal.

Después de leer todos los comentarios en este tema, he visto que todos son de padres cuyos hijos han conseguido entrar en medicina o de los propios estudiantes, contándonos su experiencia, de ahí que yo me haya decidido a escribir.

Yo soy uno de los muchos que este año se han quedado fuera de medicina por falta de nota y aunque sé que no os digo nada que no sepáis, se pasa realmente mal. Yo llegué aquí gracias a mi madre, que no se cansaba de investigar en miles de páginas webs acerca de las notas de corte, como variaban entre una convocatoria y otra, las plazas que quedaban libres, etc. de hecho, los primeros mensajes escritos desde esta cuenta son de ella. En aquellos momentos en los que ella empezaba a conocerse por aquí, yo estaba desganado, ella me decía que entrase y leyese mensajes de gente que estaba en misma situación pero debido a la frustración no la escuchaba, aún me costaba hacerme a la idea de quedarme fuera de la carrera que he querido estudiar siempre. Supongo que cuando por fin asumí, más o menos, mi situación, me decidí a entrar e investigar un poco y cuál fue mi sorpresa al encontrar muchas personas que habían pasado por lo mismo que yo estaba pasando, eso me hizo animarme mucho, y de hecho, si no llega a ser por este foro, yo me habría conformado con hacer enfermería (no se trata de que no me gusta la carrera, tengo amigos estudiándola y me dicen que es muy bonita, pero a mí me llena el trabajo de un médico más que de un enfermero) y no me habría decidido a tomarme este año de estudio para subir mi nota de selectividad.

Después de todo este rollazo, deciros que soy una persona bastante vaga, que en 1º de bachillerato no se esforzó demasiado, además soy de esas personas que cuando se esfuerzan en algo y fracasan se hunde, es por eso que me he planteado millones de veces que nunca iba a conseguir ni tan siquiera entrar en medicina, pero siempre ha habido algo que me ha hecho seguir adelante, aunque a veces fuera un poco tarde y bueno, puedo decir, que una de las últimas razones por las que decidí seguir adelante con mi sueño fue estar aquí y poder ver como personas que estaban en mi situación no tiraron la toalla y seguían intentándolo, a todos ellos les tengo que dar las gracias porque sin ellos yo habría dejado de intentarlo hace tiempo, que los admiro, y que muchísima suerte, pienso que todas las cosas con esfuerzo se pueden conseguir y yo a día de hoy y gracias a vosotros estoy convencido de que puedo entrar el año que viene, estudiando y trabajando.

Para mí sería un orgullo que el año que viene mi madre pueda entrar aquí y pueda decir que su hijo, después de todo lo que pasó, consiguió su meta...

Muchísima suerte y enhorabuena a los que lo han conseguido.

Sin más, un saludo y un abrazo a todos!

Migale » Dom Nov 18, 2012 12:57 am

Antes de empezar a escribir he releído mis conclusiones sobre el acceso a Medicina en 2010, y lamentablemente lo expuesto entonces para acompañar a la queja encabezada por José María (Gangas) ante el Defensor del Pueblo, es válido dos años después:

"... La autonomía de las universidades públicas debe servir para acercarlas al ciudadano no para que éste se sienta indefenso ante su falta de coordinación y transparencia. Funcionan como un distrito abierto en el que no se acuerdan las fechas del procedimiento de acceso ni intercambian información para su mejora. Si no es posible el funcionamiento como distrito único, al menos, con la información disponible por todas, deberían calcular los índices de caída en las matrículas iniciales y aplicarlos en

julio, no esperar a que las solicitudes se depuren en un lento goteo entre vasos comunicantes que llega al menos hasta mediados de noviembre".

En estos dos años ha cambiado el Defensor del Pueblo, el gobierno central, el de varias, autonomías, algunos rectores y decanos, y la presidencia de la CRUE, pero ni unos ni otros han terminado con el despilfarro económico, tanto público como por parte de las familias, ni con las angustias que acarrea el absurdo sistema de acceso.

La política debe perseguir el bien común de los ciudadanos. Las autoridades educativas deberían explicar dónde está el bien común en un sistema de acceso a las universidades públicas que retrasa el proceso hasta al menos noviembre y que año tras año, según indican tiempo después los propios datos oficiales, deja vacantes en algunas facultades de Medicina.

Si el gobierno central y los autonómicos no son capaces de crear un distrito único, existen otras alternativas para agilizar el procedimiento de acceso, pero tiene que haber voluntad. Carlos (cgarc), con los únicos datos oficiales de las primeras notas de corte y número de plazas, fue capaz en julio de hacer unas previsiones muy acertadas (la mayor diferencia se da en Murcia por cuatro centésimas). Las universidades, con toda la información a su disposición y con catedráticos de Estadística, ¿no pueden aplicar índices de caída sin arriesgar demasiado?

El oscurantismo de muchas facultades es otro calvario para los aspirantes a estudiar Medicina y sus familias. Alguien dijo que si no estuviera inventado casimedicos.com, habría que inventarlo, porque se ha convertido en el mejor medio de estar informado sobre el proceso gracias a la colaboración de los miembros del foro "Quiero estudiar medicina".

Mi agradecimiento a Víctor Quesada (casimedicos) y José María, almas del Foro, enhorabuena a quienes consiguieron su objetivo en 2012, y mucho ánimo para quienes se lo proponen para 2013: ¡esperemos que para julio haya mejorado el procedimiento de acceso!

gangas » Dom Nov 18, 2012 9:48 am

Ahora pondré aquí lo que creo que es razonable pedir a los decanos, porque una política de máximo implica niveles superiores a los suyos y como se ha demostrado estos años, trasladando los Informes a la CRUE, al Defensor del Pueblo y al Gobierno ha sido inútil.

Me conformaría con lo posible, por eso no pido lo imposible:

Solo para los decanos que si lo deciden lo pueden hacer: COMPARTIR INFORMACIÓN

Todo ello con la finalidad de agilizar el proceso y terminar la casación de la oferta y demanda de forma prevalente, en todas ellas, antes del inicio del curso sin entrar en la unificación de la inscripción ni de la casación compartida en una sola base de datos para evitar el debate infructuoso de su falta de autonomía, por su dependencia de otras instancias.

1.- Definición de los datos necesarios para enviar al centro coordinador por cada facultad una vez realizada la inscripción.

2.- Elaboración de un programa informático que permita, con los datos aportados, calcular el índice de caída, que casaría la oferta y demanda de cada una de ellas, COMO SÍ fueran un distrito único.

3.- El centro coordinador trabaja los datos y recomienda un índice de caída a cada facultad en función de su demanda y de la de las demás facultades teniendo en cuenta el distrito de origen de cada demandante y ordenando sus preferencias por cercanía a la suya, al no figurar en la inscripciones que se hacen nada más que las preferencias dentro de cada distrito.

4.- Elaboración entre ellas un calendario coordinado de llamamientos después del primero que lo fija cada distrito.

Una vez hechas las recomendaciones de índices de caída, cada facultad aplicaría un % de descuento al mismo, de forma autónoma según su deseo, para seguridad.

Los ajustes últimos de llamamientos los realizaría cada facultad posteriormente, estableciendo el número necesario para que todo estuviera terminado antes del comienzo del curso para poder empezar con la matrícula satisfecha y cerrada.

Saludos

Madrecasimedico » Dom Nov 18, 2012 10:26 am

Buenos días:

Me parece interesantísima la propuesta de hacer llegar nuestro testimonio a las autoridades competentes.

Ahora que ha disminuido la actividad del foro, veo que aunque seamos muchos los que hemos sufrido todo este absurdo proceso, somos pocos los que hemos animado a contarlo. Seguro que hay muchísimos afectados dispuestos a denunciarlo públicamente, pero que no conocen esta oportunidad, por lo que si se me permite, propongo a cgarc que publicite en su site éste post.

Seguro que muchos afectados siguen a diario consultando el site para seguir el final del proceso... y puede que se animen a contar su experiencia. Cuantos más testimonios mejor.

Muchas gracias.

ipar » Lun Nov 19, 2012 3:35 pm

Hola,

Soy Irene, una de las tantas personas que se han quedado a la espera de obtener plaza en medicina con una nota de 11,600.

Desde los 10 años tengo claro que mi vocación es hacer medicina, siempre he querido ayudar a la gente y solucionar sus problemas de salud. Con la edad de 18 años (año 2009) obtuve una nota de 8,04 en selectividad y no pude entrar a medicina por una décima, empecé a hacer enfermería y carrera que me gustó mucho y no me arrepiento de haber terminado.

Mientras realizaba esta carrera, me preparé las específicas de química y biología para cuando terminara entrar a medicina. El año pasado, en septiembre, realicé otra vez la selectividad de estas dos específicas obteniendo la nota de 11,600. Me sobraba más de medio punto a fechas de hoy para entrar en la carrera de mis sueños.

Este año, increíblemente, la nota ha subido y me he vuelto a quedar a menos de una décima de entrar a medicina. Vista la situación, decidí matricularme en un módulo superior para no quedarme de brazos cruzados aún con la esperanza de que la nota de medicina bajara hasta la mía, tal como las predicciones decían.

Me parece una situación inadmisible, el sistema de acceso a las facultades de medicina debería estar regularizado y centralizado en toda España. Es increíble que haya gente entrando a esta carrera a finales de noviembre, y no es poca. Además, cosa que me produce más impotencia es saber que debido a la ineptitud de las facultades se hayan quedado plazas libres.

En este proceso de 4 meses me he sentido frustrada, defraudada, momentos de desesperación al ver que aquello por lo que he luchado tanto no lo he conseguido este año.

Así que por favor, no juguéis de esta manera con los futuros estudiantes de medicina, es un proceso realmente serio para algunas personas. Son nuestros sentimientos.

Atentamente.

nachoboira » Lun Nov 19, 2012 3:49 pm

Hola quisiera añadir una incidencia en el proceso de admisión a Medicina ya que las universidades hacen lo que les da la gana. Yo estoy en la UJI, en enfermería y posteriormente al 31 de octubre, fecha en la cual se dijo que no se admitiría a nadie, en enfermería han admitido a 9, de los cuales 2 se han matriculado hoy. ¿Qué pasa que medicina es especial?, el proceso de admisión, en la UJI, mediocre.

MelendezD » Lun Nov 19, 2012 11:08 pm

Hola colaboradores y amigos del foro! Antes de comenzar quisiera decir que llegue a este foro por casualidad, porque seguía el site de Carlos g y publicó este enlace y lo vi con la esperanza de que algo cambiara en este proceso desastroso y repetir eso de casualidad, es decir, que existirán muchos estudiantes que desconocen esta oportunidad y por ello no se manifiestan. Agradecer de verdad, de todo corazón a toda esa gente que os esforzáis por guiarnos en este proceso y mostrando la realidad, una verdad que las universidades no nos otorgan.

MAMA/PAPA QUIERO ESTUDIAR MEDICINA

Todo empezó el año pasado, cuando acabé bachiller y tras realizar la prueba de acceso me sumergí con tal ilusión en este proceso, con ese deseo del estudiante que lleva tanto tiempo esforzándose, sabiendo de antemano que cada décima, centésima determinan un ser o no ser, entrar o quedarse fuera, vivir un sueño o morir en una realidad. Pues bien, con un 11,57 me admitieron en Barcelona, allá por agosto cuya matriculación se iba a realizar en septiembre. Mi alegría fue tremenda, pero consciente del tremendo esfuerzo económico que debía realizar mi familia debido a la lejanía del desplazamiento (unos 800 km), la economía y a mi corta edad para un traslado así retrocedí en mi decisión, di vuelta atrás y decidí esperar creyendo que esto sólo duraría unas semanas y previendo que me admitirían en facultades en castellano como Huesca. Esperaba que me admitieran más cerca.....las previsiones así lo indicaban... cuando sin saberlo me estaba metiendo en un auténtico infierno.... de la noche a la mañana las notas de corte se frenaron en seco, y la nota de corte en Huesca me dejo a una centésima, 11,58 de la admisión. Me convertí en víctima de este proceso, lo digo con mayúsculas, VICTIMA como tantos estudiantes que queremos entrar en medicina y nos tratan como simples números, porque... ¿dónde está el valor de las personas cuando juegan con sus ilusiones? Pero por lo visto el esfuerzo, el sufrimiento de las familias que están tras este proceso no le importa a los Decanos, y no sé si llegaran a leer esto, a entenderlo o ni siquiera tomarlo en cuenta, pero decanos: antes de ser estudiantes, padres y madres, números de admisión....ante todo somos personas, y no se es consciente de todo el daño moral que este tipo de agonía prolongado hasta noviembre acarrea a una persona

Este año volví a presentarme, subí nota a 11,62 y... ¿qué puede pensar una persona que ha invertido mucho esfuerzo en subir unas centésimas, decimas o lo que sea, cuando ciertas facultades deciden dejar de realizar admisiones por ser noviembre? Llegando a dejar vacantes porque han sido ellos los que han querido llegar a esta situación, por no implantar un distrito único y ser egoístas con los intereses de cada facultad y no ver un bien común. Empezar uno, dos o tres meses tarde no es tanto si de ello depende el resto de tu vida y pasaras uno, dos o tres decenios pensando...... "pude ser médico", ¿Veis?

Un par de meses no es tanto decanos, espero que esto lo tengáis en cuenta.

Por último agradecer a mis padres, familia y profesores su apoyo mostrado en este tiempo y decir que ellos fueron quienes me levantaron cuando sentí que se me iba una parte de mi vida este año pasado cuando me quede sin estudios y, cuando cada mañana, me levantaba preguntándome por el sentido de la vida, porque sentía que mi sueño se esfumaba poco a poco.

Ahora estoy en enfermería y espero que para el año que viene cambie algo, deseando que con la creación de un distrito único este dolor, sufrimiento y pocas ganas de vivir no se repitan en nadie.

GRACIAS Y ANIMO, nos vemos el año que viene por aquí con más fuerzas aún.... y espero señores decanos que hayan comprendido lo que es de verdad una vocación y los daños que se generan con procedimientos así

cgarc » Mar Nov 20, 2012 12:23 am

Mensajes llegados al Site:

Esfuerzo para sacar una buena nota media durante el bachillerato, sin ninguna nota regalada o posibilidad de repetir examen para subirla, sólo jugándose todo a una carta, a un sólo examen. Luego la selectividad, fácil aprobarla pero complicado sacar notas de excelencia. Tanto esfuerzo se ve recompensado con una buena nota media....pero se queda en puertas. Decide repetir la PAU, un año perdido volviendo a preparar la PAU, consigue mejorar todavía más.... pero las notas de corte siguen subiendo y tras meses agónicos.....se queda en puertas. Puertas que se cierran por la incompetencia de los que no quieren organizar este proceso con lógica. Ellos seguro que no saben por lo que hemos estado pasando tantas familias. Tantos sueños rotos, tantos posibles buenos médicos perdidos, buenos alumnos con vocación. Que han luchado por entrar y ven como entran compañeros sin vocación que posiblemente dejen la carrera en la que entraron porque como tenían buena nota...... pues a medicina. Que ven como no tienen posibilidad económica de entrar en la privada. Que no son deportistas destacados para poder acceder con notas bajas. Que han estado pendientes de un proceso esperpéntico.

Son....sueños rotos.

Voy a contar lo que me ocurrió en el periodo de preinscripción. Hice la preinscripción telemática en Cataluña y no pude validar el comprobante, ni ese día ni al día siguiente que acababa el plazo, ni en mi ordenador ni en otro, uno de las veces estuve más de dos horas intentando la validación y la impresión. Llamé por teléfono y me dijo una chica que aparecía preinscrita, que solo faltaba la validación porque el sistema estaba saturado, que no me preocupara. A la semana siguiente cuando llamé me dijeron que enviase la documentación urgente para validar. Así lo hice. Al día siguiente me dijeron que no había llegado nada. Comprobé en correos que habían retirado la documentación, el apartado postal que me dijeron. Volví a llamar y en esta ocasión me comunicaron que ya no había opción que las listas estaban colapsadas y no podían validarme. Hice varias reclamaciones certificada. Me he quedado a 10 centésimas de Huesca (soy de Zaragoza) y en Lérida hubiese entrado en Septiembre. Esto me parece una de las vergüenzas más grandes de este país, para esto sirve la justicia, las leyes, los políticos y sus comunidades, amparándose en esto hacen lo que les sale del forro y los ciudadanos a callar. Me consta que lo que me pasó a mi le ha pasado a bastantes más personas, excepto a los catalanes que no tenían que hacer la preinscripción. Si tuviese dinero me lo gastaría en denunciarlos y llevarlos a los tribunales. Ojala mi testimonio sirva para algo. Un saludo.

Seis meses de espera para acabar estudiando en una facultad en la que aún faltan plazas por cubrir a día de hoy (19/11/2012) y por lo que parece no se van a cubrir.

Sinceramente la admisión al estudio de Medicina, en mi opinión, es una burla hacia todos los candidatos de todas las categorías y me parece que ya va siendo hora de ponerle solución como el hacer una preinscripción única para la carrera de Medicina y así poder cubrir todas las plazas de todas las universidades de España en un plazo menor y con mayor satisfacción para estudiantes y personal docente. Llegué a clase a principios del mes de Noviembre de este año, es decir, con más de 2 meses de retraso que muchos de mis compañeros, lo que me supone tener que ir a matacaballo y recuperar en 2 semanas todo el tiempo perdido. Honestamente, creo que realizar algún cambio en el modelo sería una solución muy inteligente por su parte. (Carta al P. de Decanos).

Hola, me llamo Cristina y no es la primera vez que me pongo en contacto con ustedes, he vivido en los cinco últimos meses la peor experiencia y mayor decepción de mi vida y conmigo ha sufrido mucho mi familia.

Cuando empezaron las preinscripciones, lo hice en Andalucía, Aragón, Asturias, Cantabria, Castilla La Mancha (de la que me excluyeron, en julio porque una página web no funcionaba), Castilla León, Extremadura, Galicia, Cataluña (solo en Lérida y Reus), Murcia y País Vasco. He estado esperando, primero viendo como mis notas estaban lejos de algunas de las facultades, y luego como se cerraban listas, en julio en Galicia, por ejemplo que volvían a abrirse en septiembre. A partir de mediados de septiembre pensé que en el único sitio que entraría con mi nota era en Lérida, a finales del mismo mes empecé a intentar hacerme a la idea de que no entraba en los primeros días de octubre llamaron a dos compañeras y me ilusioné de nuevo, estaba a 87 milésimas de Reus y 93 milésimas de Lérida, mis amigas me animaban porque me decía que la clase no estaba completa y que mucha gente se había ido a Santiago, Santander y Lérida, pero no volvieron a llamar.

He escrito a los rectorados catalanes, al de Salamanca, Santander y al Ministerio de Educación y solo Santander me ha contestado.

No sé si servirá de algo, pero gracias por haber podido tener algo todos estos meses."

"Me parece una vergüenza el proceso de admisión en medicina en España. He tenido la suerte de poder entrar en la universidad que elegí 3 días antes de que empezarán las clases. Estuve todo el verano con la duda sobre mi futuro y al igual que yo otras miles de personas.

Mi solución a este problema es una reforma en la ley para que las todas las universidades de medicina españolas estén obligadas a tener una listas de admisión comunes en las mismas fechas. "

"Tengo un 11.536 como nota de expediente al grado de medicina y pensaba que iba a ingresar a lo mejor en una de las universidades de Cataluña. He estudiado y trabajado muchísimo durante todo el año y ahora me quedo desesperada pues no he entrado. No sé qué hacer, ya intenté de todo pero las universidades siguen diciendo que no hay vacantes y las plazas están cubiertas al abrigo de la ley. Me encantaba que este problema estuviese ya resuelto o mejor, que nada de esto ocurriera pues en toda la historia de España nunca ha ocurrido algo así. Es necesario hacer algo. De seguir así muchos alumnos que merecen estar en medicina no lo podrán hacer y es muy injusto.

Mi vida depende de eso.

Gracias por la atención,
Saludos, Joana D."

"Soy una estudiante de Mallorca, mi nota es de 11,634. Cuando supe la nota pensé que entraría en Cataluña, País Vasco y Galicia dado que son las comunidades que estadísticamente tienen la nota más baja. Como he dicho anteriormente, antes de saber las notas yo y mi familia ya habíamos mirado residencias y pisos para instalarme al empezar el curso. En ninguna de las comunidades me aceptaron para estudiar el grado de Medicina, estábamos cada día diferente mirando las notas de corte de las diferentes comunidades ya que no había ningún tipo de sincronización entre ellas, dicho sea de paso debería no ser así. Ahora me encuentro estudiando una carrera que no elegí y planteándome que voy hacer el año que viene: abandonar la carrera que he empezado para arriesgarme en selectividad y volver a pasarlo mal.

Además saber que si las facultades fuesen legales a lo mejor ahora estaría estudiando medicina me provoca un repudio hacia según qué instituciones. "

"Nos han llegado noticias que claramente hay plazas disponibles en Cataluña y desde el decanato alegan que es por el bien del alumno no llamar a estas alturas del curso por estar muy avanzado.

Esto no es una respuesta ni seria ni creíble, ¿Realmente pueden negarse a llamar?

¿Es denunciable? Muchas gracias."

cgarc » Mar Nov 20, 2012 10:13 pm

Más comentarios en el site:

"Hola me llamo María del Mar y mando este comentario para contar mi experiencia y denunciarla y así entre todos podamos acabar con esta situación.

Mi nota es de 11.933, en primer lugar debido al retraso en la doble corrección del examen de selectividad en Andalucía no me dio tiempo a echar las solicitudes en toda España debido a que algunas comunidades habían cerrado el tiempo para la preinscripción. En un día tuve que mandar unas 10 solicitudes diferentes y enviar cientos de correos ordinales y electrónicos a cada una de las universidades. Me pasé todo el verano avanzando en las listas... mi número más cercano era el 600 en Huesca.

Seguí todo el verano sin plaza en ninguna universidad, busqué universidades privadas pero el plazo también había terminado. Tuve que ir a dos presenciales, el de Murcia y el de Badajoz ambos inútiles porque cuando llegue las plazas para medicina ya estaban cubiertas. Finalmente el 10 de Septiembre me admitieron en Huesca, yo seguí esperando por si me admitían en un lugar más cercano a casa y nada, pasaron las semanas y decidí comenzar la carrera en Huesca. Finalmente me he quedado pero la semana pasada me llamaron de Valladolid, y rechacé la plaza, quién me iba a decir a mí que tras meses de agonía rechazaría una plaza. También la semana pasada llamaron de Valladolid a unas 20 personas de mi clase. Espero que con este comentario pueda aportar ayuda para denunciar la situación de admisión en medicina que me parece una auténtica vergüenza.

Un saludo

"

"Hola, me llamo Mercedes y vivo en la Comunidad Valenciana. Tengo un 12,004 de nota de selectividad y mi primera opción era Valencia, seguida de Castellón. También pedí en Cataluña, por si acaso.

Tras quedarme a unas milésimas de entrar en la primera convocatoria de plazas en Reus, entré en la segunda. Me matriculé allí, siendo la 7 en lista de espera en Castellón en julio. Con la esperanza de que en septiembre corrieran esos puestos me fui a Reus ya que cuando comenzaban las clases las listas no habían corrido ni un solo puesto. Allí pasé un mes, mirando cada semana si corría la lista, ya que gente de la propia clase me había informado de que no estaban todas las plazas vacantes. Un mes más tarde de llegar a Reus, me llamaron de Castellón.

Con esto pido que por favor, se haga algún sistema unificado o se ponga alguna solución a esto, ya que como yo, hay cientos de casos más. Parece mentira que los alumnos con las mejores notas de selectividad tengan que pasar un verano atormentado sin saber a dónde van a parar, aparte de todo el gasto innecesario que supone esto para las familias y el desgaste emocional.

Gracias por su atención."

"Hola, escribo para hablar de mi experiencia en este interminable proceso de admisión.

Es por segundo año que intento entrar en medicina, me presente a las especificas en septiembre de 2011 y logre subir nota sacando al final 12,262, pensando que ya seguro entraba en Murcia, que era imposible que no entrara. Al final me he quedado fuera por segunda vez. No puedo entender como en el proceso de admisión había tanta multipreinscripción del 12,5 al 12,3 y corrió muchos puestos mientras que del 12,3 al 12,2 parece que todos eran de Murcia.

Mi queja está en que el proceso no ha sido transparente, ni siquiera ahora han colgado las notas de corte definitivas y todo el tiempo desde septiembre fue una incertidumbre, iban a llamar o no y nadie decía nada, nadie podía decirme si quedan plazas libres o no y todo fue muy a escondidas. Yo he hecho un escrito y lo he mandado a la Universidad de Murcia a la Sección de estudios de Grado pidiendo información acerca de la lista de los 200 admitidos y la nota de corte actual. Aún estoy sin respuesta. Leí el artículo del periódico ´´ La Verdad´´ sobre aquella persona que con 12,271 se quedó fuera de Murcia y se fue a la UCAM porque sus padres pudieron pagárselo, ahora bien a mí con 12,262 por desgracia no me lo pueden pagar. Para mi concretamente no es justo que no pueda estudiar la carrera de mis sueños por cuestiones económicas! Ahora bien, más injusto aun es que en una carrera como medicina no haya información directa y concisa sobre las vacantes que quedan y dejarnos esperar en tanta incertidumbre. Yo he pasado un segundo verano de esperanza, y un otoño de amargura!

Me podrían haber ahorrado esos meses de amargura de otoño! Para terminar mí principal queja es la falta de transparencia de la Universidad de Murcia y exijo conocer la nota de corte y la lista de los 200 admitidos con su nota de acceso."

"Buenos días,

Hoy como cada mañana desde hace meses, he buscado la nota de corte (que actúa como una barrera contra mi verdadera vocación) en internet, no puedo expresar como me siento exactamente porque realmente no lo sé, soy de esas personas que nos hemos ""matado"" literalmente el año pasado para poder hacer la carrera de nuestra vida, que tanto hemos esperado y no por el mero hecho de no haber entrado puedo ni tan solo intentar hacer otra carrera.

Es realmente una pena que a día de hoy todavía no esté cerrado este proceso que cada día que pasa te va desgastando más y más; aunque para mí lo que es una verdadera tristeza, es que teniendo más de un 11,5 no puedas entrar en tu carrera, ya no es el hecho de que entren los mejores, sino que se está perdiendo a la gente que sin duda va a luchar por esto y levantarse cada mañana con una sonrisa para poder ayudar a los demás, que a mi suponer eso es lo que se necesita, más que ser una ""máquina"" que solo tiene nota, sin duda lo que más se necesita es a gente con vocación.

"

"Hola, me llamo Ángela y estoy inscrita en el proceso de acceso a medicina en la mayoría de las facultades de España, tanto por el cupo de las PAU como por el de titulados (11,36 y 7,17 respectivamente).

Leyendo las noticias que publicáis en vuestra página, me entere de los problemas con las universidades de Cataluña, en las que estoy inscrita. Les he enviado un correo preguntando si todavía había plazas vacantes, hoy me han dado contestación, diciéndome que todas las plazas estaban cubiertas, en alguna de las facultades incluso con mayor número de alumnos.

Estoy muy interesada en hacer algún tipo de presión para que se aclare toda esta historia porque, aunque no tenga muchas posibilidades, no es lógico que este tipo de cosas pasen en las administraciones públicas.

Un saludo"

---

jmlistening » Mié Nov 21, 2012 6:45 pm

Con respecto al traslado de expediente entre universidades, veo algunas pegas fundamentales, aparte de que es un papeleo enorme, y aunque esto último no se pueda cambiar, creo y considero mejorar estos aspectos:

-Muchas de ellas lo resuelven bien empezado el curso (mediados de Octubre, Noviembre,...), lo que supone en muchos casos la pérdida económica de la matrícula de la universidad de origen. En cambio otras, lo resuelven al mes de entregar la solicitud, en Julio, lo que simplifica muchísimo los demás trámites y adaptación.

Además los profesores han comenzado con exámenes y pierdes prácticas que no te dejan recuperar

-Dado que las convalidaciones tardan meses en ser resueltas (lo cual pienso que en defensa del estudiante debería de tener unos plazos máximos claros) si se suma a incorporarse tarde, puede suponer una dificultad bastante grande en el curso.

-Por último, algunas universidades no publican listas y no dan criterios claros de exclusión por lo que veo un poco de falta de transparencia en el proceso.

En fin, lo que quería decir es que en algunas universidades el trámite de traslado es como rechazado por la universidad y lo único que hacen es ponerte barreras... y con el plan Bolonia, todo esto debería de resultar mucho más sencillo de lo que realmente es a veces

Un saludo!

gangas » Vie Nov 23, 2012 1:00 pm

Este tema, quedará fijado y cerrado a partir del día 17/12/2012 y se pasará, por mi parte, a un fichero Word copiando y pegando, tal cual, cada comentario del hilo.

Posteriormente se lo enviaré a título personal al Presidente de los Decanos como información recogida aquí.

Si el administrador del foro lo considera conveniente quedará fijado hasta el curso que viene, con los temas fijos, para que se pueda leer por todos.

El curso que viene, como mejora que propongo, se abrirá uno al principio del proceso para que todos los que participan en el mismo puedan expresarse, ya que al haberlo hecho al final muchos no podrán participar.

Saludos

casimedicos » Vie Nov 23, 2012 4:17 pm

Por mi perfecto

cgarc » Sab Nov 24, 2012 1:36 pm

Más del site:

"El proceso es un esperpento, huele a podrido, más que un país bananero (fruta dignísima y de buen sabor) es un país de hierba mala, de estramonio, de alcantarilla, de cloaca. No se me puede tener desde el mes de julio hasta el mes de noviembre (5 meses) en la incertidumbre de si sí o si no, y cuando comienzo otra carrera con mes y medio de clases, de apuntes, de amistades, etc..., me llaman por si quiero irme a Valladolid.

Me han condicionado mi vida y mis ilusiones por unos intereses perversos de cortijos particulares, lo más justo para mí, hubiera sido como el sistema MIR, un distrito único en toda España y que se elija según tu nota, de esta manera para Agosto-septiembre todo el mundo estaría en su sitio y sabría a qué atenerse. Parece mentira que personas trabajadoras y responsables lo cual está demostrado por el nivel de notas exigibles, tengan que estar sometidos a esta fanfarria.

"

lauratolosa » Lun Nov 26, 2012 11:44 pm

Soy madre de una estudiante víctima de verdugos correctores, personas incompetentes, y políticos vividores, que dicen estar por encima de estudiantes luchadores, trabajadores, respetuosos, ilusionados, con valores exquisitos, amigos de sus amigos, teniendo objetivos claros y pensando que estudiando, sacrificándose y luchando pueden conseguir lo que se proponen.

Junio 2012 nota de Pau, no estamos de acuerdo con las correcciones, reclamamos la nota de 3 asignaturas, en las 3 le suben 0,50, pues según las normas solo te pueden subir la mitad de un punto. ¿Por qué no reclamaría más asignaturas? ¿Por qué los correctores se toman tan a la ligera las correcciones? Es lo que piensas después de que te den el nuevo resultado. Con esta reclamación y subida de nota estamos con 11.618 de media.

Valoramos y creemos que estamos muy justos para entrar en la Facultad de Medicina de Bilbao y decidimos, muy a nuestro pesar, desestimar una beca de 1 mes en Inglaterra, para volver a presentarse a la selectividad en Julio 2012 para subir nota de cara al año que viene 2013. Subimos nota. Todos nos decían que era una locura pues estaba claro que con esa media iba a entrar en alguna Facultad. Mientras tanto nos preinscribimos en todas las Facultades de Medicina de España. Un trabajo de 10. Y aquí empieza LA TORTURA hasta hoy 26 de noviembre del 2012, que nos dicen que no tenemos sitio en ninguna de las Facultades de España.

No hemos dejado, ni solo un día, de entrar en esta página, la "Página de la ESPERANZA". Hemos confirmado la inscripción cada vez que cada Facultad nos lo exigía, hemos llamado para confirmar nuestra pre inscripción para que no hubiera ningún error, hemos hablado con las Facultades para que nos digan que es demasiado tarde y que se cierran las matriculas aun existiendo plazas libres en diferentes Facultades.

Señores, un trabajo de 5 meses, sin obtener ningún resultado, aun sabiendo que hay posibilidades de obtener una plaza. Pero ¿qué es esto?, encima tengo que escuchar que ya es tarde. Tarde ¿para quién? Mi hija, como explico anteriormente, está en el listado porque ha seguido sus indicaciones para que ahora me digan que es tarde. NO, NO, NO.

Si hay Plazas NO ES TARDE. Nos tendrían que pedir disculpas por no haber hecho su trabajo como deberían de haberlo hecho en tiempo y forma, y si no es así SEÑORES cámbienlo que esto no funciona, no funciona bien ¿o no se dan cuenta? Basta ya de exigir y no ser correspondido. Se juegan su futuro, y ustedes se lo pasan de largo.

Exijo, que los señores correctores de cualquier prueba se lo tomen en serio, no vale poner un 8 para contentar al alumnado si no se lo merece y por el contrario si se merecen 9 o 10 hay que corregir adecuadamente y ponérselo. Por otro lado cumplir con la Ley, cubrir todas las plazas previstas en las Facultades, sea el día o mes que sea. El problema es de la Administración que está mal organizada o es incompetente. Por último, deberían pedir disculpas a todos los alumnos a los que les han usurpado sus derechos. Bien, por hacerles empezar su curso más tarde de lo previsto, lo que puede suponer la pérdida de un año de estudio, o peor aún, privarles de la ilusión de estudiar la carrera universitaria que les gusta y por la que tanto ha luchado.

Hij@s no os rindáis,

Pinpilipauxa. Donosita

cgarc » Mar Dic 04, 2012 10:46 pm

Más del site:

"Mi experiencia sobre el acceso a Medicina.

Incertidumbre, angustia, tristeza, desilusión.

Algo por lo que has estado luchando se está haciendo esperar demasiado. Siento impotencia. Después de tanto esfuerzo veo que no entro. Todos han empezado el curso y tú sigues ahí sin saber ni siquiera si vas a estudiar Medicina, si te vas a quedar en tu ciudad, si vas a tener que estudiar fuera.

Al principio tienes la esperanza de quedarte en tu casa estudiando, después ves que eso ya es imposible, que con suerte te vas fuera.

Y digo con suerte porque muchos ni siquiera entran.

El año pasado no entré y tuve que empezar otra carrera.

Este año he entrado en Badajoz. El 1 de octubre me admitieron y el 2 ya estaba aquí. No he tenido ni siquiera una semana para buscar piso, organizarme, hacer las maletas. Todo fue visto y no visto. Cuando vas a la universidad tienes retraso en todas las asignaturas, lo que supone un incremento de estrés al cambio de vida y estar fuera de casa.

El proceso de admisión no debería hacerse tan tarde, si el curso empieza a finales de septiembre u octubre, todo el mundo debería empezar a la vez.

Por otra parte, no debería haber una solicitud para cada comunidad autónoma y métodos de admisión tan dispares. Yo tanto el año pasado como este, eché preinscripciones para toda España, incluidas las Islas Canarias. ¿No sería más fácil y más cómodo para todos una única solicitud? El personal de todas las facultades de Medicina de España, se ha tenido que leer mi preinscripción y meterme en una lista, sabiendo yo de antemano que como entre en otro lado no voy a ese sitio. Trabajo en balde.

En las Presenciales: 'Si no formalizas la matricula personalmente en la Facultad de Medicina pierdes el derecho...' Me es posible recorrer media España de una punta a otra de presenciales en presenciales para que me den el derecho de seguir en la lista de espera.

¿Para qué está Internet?, tanto este curso como el pasado he perdido la oportunidad de estudiar en ciertas facultades por no poder ir personalmente. Me parece vergonzoso y una forma muy sutil de excluir.

Todo sería más fácil si hubiera una sola solicitud a nivel nacional y si nos pudiéramos fiar del proceso de admisión. En el caso de Madrid, no se sabía con el paso del tiempo en qué lugar de lista estabas. Eso que quiere decir, ¿que ya te quedas ahí?, ¿que no entra nadie más? Lo único que me inspira es desconfianza. ¿Por qué no dice cada facultad Expresamente cuántas vacantes tienen?

En fin, solamente sabe hasta qué punto puede llegar a afectar esto, alguien cuya ilusión sea Estudiar Medicina y lo haya vivido.

Gracias.

Un saludo,

Rosa"

"Actualmente estoy en Cantabria, me llamaron el día 9 de noviembre, ya está actualizado en vuestra web, pero esta semana han llamado y hay otra persona nueva con mi misma nota 11.81

El profesorado está alucinado con este desorden y trastorno, tanto para ellos como para los alumnos que se incorporan en estas fechas, en una carrera como medicina dónde algunas asignaturas están prácticamente terminadas este cuatrimestre.

Para nosotros es complicado porque no hay ningún trato de preferencia, lógicamente, hay que ponerse al día utilizando la noche para conseguir horas y avanzar.

El sistema no es justo ni apoya a los jóvenes estudiantes que empujados por la vocación lo dan todo para conseguir su sueño, han sido unos meses de nervios, desilusiones, es tan disperso como los que lo gestionan, están jugando con lo único que podemos conseguir por nosotros mismos, que es nuestro futuro.

No deseo que nadie más, ni uno sólo, pase por lo que yo he pasado, por favor, es un ruego, no destrocéis lo que llevamos dentro por tan inmensa falta de profesionalidad y respeto.

Un saludo,

"

"Hola, quizás esto sirva para desahogarme, porque creo que poco logrará mi testimonio.

El año pasado acabé 2º de bachillerato, un bachillerato de investigación... jajá que bien queda decirlo, pero cómo cuesta sacar un bachillerato que además de llevar 1 asignatura más en 1º, 1 hora más a la semana durante los dos años, requiere un serio trabajo de investigación.

Jamás he tenido problemas con las notas, de hecho creo que mi media más baja de toda la secundaria fue un 9,2... Para mí era lógico pensar que podría estudiar la carrera que quisiera sin problema de notas de corte ni nada... ¡qué ingenuidad la mía!

Lo que hasta ahora consideré mi máximo ¿fracaso? un 12 en selectividad... máximo fracaso porque soy de Murcia, donde desde que en la publicación de la primera lista (un 12,8) supe que jamás entraría.

Y digo hasta ahora porque no he de sentirme mediocre por una nota, que ahora vista me parece una notaza.

Sin embargo, si todo acabara aquí... tengo sitios cercanos donde estudiar pensarás... ni mucho menos... agradeciendo que mis matemáticas, metidas en la fase específica, me cerraron las puertas para todas las universidades, exceptuando 3 comunidades: Murcia, Madrid y Valencia.

En Murcia nada se podía hacer evidentemente, pero algo que quisiera denunciar llegados a este punto es que en Murcia se puntúan TODAS las asignaturas de ciencias para la fase específica, es decir, somos un puerto de futuros médicos, arquitectos, físicos... de comunidades vecinas.

Madrid, comunidad de la que me expulsaron de las listas sin razón ninguna. Intentar volver a las listas en los plazos que asignan de 3 días es IMPOSIBLE: en internet tan solo encontré el impreso de 1 universidad para poder volver a las listas por un error que no había sido mío. ¿El resto? Teléfonos colapsados y páginas web no enfocadas a ayudar a los del resto de comunidades.

Valencia: Elche y valencia... ya me habría gustado a mí, pero la nota tan poco lo permitió.

Castellón, la cual paralizó las listas durante más de mes y medio aun publicándose que existían plazas vacantes... Al final fui convocada. Allá por el 20 de octubre.

En fin, mi historia de este verano supongo que es como la de muchos otros chicos y por favor, de verdad que lo pido por favor, os pido que hagáis llegar este mensaje a todos aquellos que están amargados viendo que no consiguen lo que quieren, ya que es lo que he hecho yo y me ha ido bien:

Que la gente no se amargue, me propuse entrar en medicina y lo conseguiré: Estoy haciendo fisioterapia en Murcia, carrera con la que me CONVALIDAN 7 ASIGNATURAS EN MEDICINA.

Aunque me ha costado pasar el peor verano de mi vida, me preparé la selectividad de Septiembre. Es difícil asimilar que tras conseguir la matrícula de honor de tu instituto tengas que recurrir a esto, pero al final se hace; y la experiencia me demuestra que debido que el nivel de los exámenes baja (no digo que sean más fáciles, sino que por lo general el perfil de los alumnos de septiembre es alguien que ha suspendido) yo subí la nota: ¡¡¡ahora tengo un 13!!!! ¿Qué universidad me dice que no ahora?

Pasaré un año en fisio y ¿sabéis lo mejor? que además de convalidarme asignaturas las mías son más fáciles que las de medicina, y lo que en fisio se da en 1 año en medicina, es en 2, por lo que lo que dé en la 2ª parte de las asignaturas que no me convaliden, llevare ya cierta base que los de 1º de medicina no llevarán.

Por favor, haz llegar a la gente que hay otras formas de acceder, que si uno quiere, al final consigue lo que se persigue.

Gracias.

"

"cuento mi peregrinar por la geografía española para conseguir una plaza en la universidad pública, para ""FELICITAR A LOS RESPONSABLES DE ESTE BODRIO"". MI HIJO HIZO UN VIAJE A LERIDA DE 10 HORAS MAS DOS NOCHES DE HOTEL, A LA SEMANA VIAJE A BILBAO NOCHE DE HOTEL MAS MULTA DE TRAFICO POR EXCESO DE VELOCIDAD, EN SEPTIEMBRE DUDAS PORQUE ESTABA ADMITIDO EN SANTANDER, SANTIAGO, ZARAGOZA, HUESCA .NO FUE ADMITIDO EN SU COMUNIDAD, QUE ES CASTILLA Y LEON, EN EL ULTIMO LISTADO Y POR TANTO NOS FUIMOS A SANTIAGO CON EL CURSO YA EMPEZADO. COGIMOS UN COLEGIO MAYOR PENSANDO QUE AQUELLO ERA DEFINITIVO, PUESTO QUE ESTOY HABLANDO DE FINALES DE SEPTIEMBRE Y EL CURSO EN SANTIAGO HABIA EMPEZADO SOBRE EL DIA 10, EN ESTE COLEGIO TUVIMOS QUE PAGAR UN MES POR ADELANTADO SIN DERECHO A DEVOLUCION PERO ACCEDIMOS PENSANDO QUE NO LE DARIAN YA PLAZA EN VALLADOLID O SALAMANCA DADAS LAS FECHAS EN LAS QUE NOS ENCONTRABAMOS, A LOS 15 DIAS FUE ADMITIDO EN VALLADOLID Y FUE OTRA VEZ CON EL CURSO EMPEZADO YA HACIA 15 DIAS CON EL CONSIGUIENTE AGRAVIO YA QUE SON CHICOS QUE NUNCA HAN SALIDO DE CASA Y ES SU PRIMER AÑO DE UNIVERSIDAD, TAN EXTRAÑO QUE HASTA SE PLANTEO SI MERECIA LA PENA LA CARRERA, AHORA AFORTUNADAMENTE LO HA SUPERADO , HA ESTADO PENDIENTE DE VER SI ENTRABA EN LA USAL QUE ERA SU PRIMERA OPCION Y SE HA QUEDADO A TRES MILESIMAS DE ENTRAR. AHI TENIAMOS TAMBIEN RESERVADA UNA RESIDENCIA Y PAGADO UN MES Y MEDIO DE ADELANTO, PERO EN ESTA COMO ERA UNIVERSITARIA NOS DEVOLVIERON EL DINERO, PERO EN SANTIAGO NO Y ADEMAS EL DIRECTOR DEL COLEGIO NOS ACUSO DE IRRESPONSABLES Y DECIA QUE MENUDO CACHONDEO SE TRAIAN LOS ALUMNOS DE MEDICINA YENDO DE UNA UNIVERSIDAD A OTRA., DESPUES NOS TOCO ANULAR LAS MATRICULAS CONDICIONADAS DE LERIDA, SANTIAGO Y EN EL PAIS VASCO AL LLEGAR A UNA FECHA CONCRETA LA ANULACION ERA AUTOMATICA

SEÑORES DECANOS SI LO PIENSAN HACER PEOR NO LO CONSIGUEN ES UNA VERGÜENZA QUE ESTO SE LO HAGAN A LOS MEJORES ESTUDIANTES, LOS QUE MAS NOTA HAN SACADO EN UNA SELECTIVIDAD. DEBEN IR APRENDIENDO YA DESDE EL PRINCIPIO QUE A LOS MEDICOS SE LES PUTEA MAS QUE A LA ASISTENTA DEL HOGAR O AL ULTIMO MONO ES UNA PENA Y ESTO LO HACEN DESDE LA UNIVERSIDAD DONDE SE SUPONE QUE ESTAN LAS MENTES MAS BRILLANTES DE ESPAÑA CUANDO CUALQUIER PERSONA CON UN MINIMO DE SENTIDO COMUN LO HUBIERA RESUELTO MEJOR, ESPERO QUE ESTO SIRVA PARA QUE LE DEN UN MEJOR TRATO Y RESPETO A SUS ALUMNOS PUES SE LO MERECEN SON TODOS BRILLANTES SERIOS Y RESPONSABLES Y COMO TAL DEBEN USTEDES TRATARLOS, NO COMO SI FUERAN ESCORIA POR QUERER HACER UNA CARRERA DONDE SE LES EXIGE LA NOTA MAS ALTA PARA ENTRAR, YA SOLO CON ESO LES DEBEN UN RESPETO TODOS NOS IMAGINAMOS MEJORES SOLUCIONES PARA ACABAR CON ESTA SITUACION, PERO NO TENEMOS EL PODER PARA SOLUCIONARLO ESPERO QUE TENGAN EN CUENTA TODOS LOS TRASTORNOS QUE ESTAN CAUSANDO CON ESTA ACTITUD, QUE EN NADA BENEFICIA NI A LOS ALUMNOS NI A LA IMAGEN DE LA UNIVERSIDAD EN ESPAÑA"

Mi hijo después de hacer pre matrículas en Lérida, Bilbao, matricularse en Santiago y estar 15 días allí, ha logrado plaza en Valladolid cerca de casa y se ha quedado el 6º para entrar en Salamanca, que es donde él quería; por tanto hemos tenido que pagar hoteles, viajes, tasas de matrículas y un mes que no nos devolvieron en un Colegio Mayor en Santiago. Aun así ha llegado a Valladolid con el curso empezado, lo que unido a que empieza la Universidad y estar fuera de casa, le ha causado trastornos. Esto que describo no es el caso aislado de mi hijo, sino de muchos como el, los responsables de este desastre deberían tomar medidas porque es vergonzoso y muy lamentable que esto esté ocurriendo

Me parece una auténtica falta de respeto, no sólo para mí (ya que me vi fuera de medicina hace ya tiempo, al ver lo sumamente lentas que bajaban las notas de corte), sino para todos aquellos alumnos que se han quedado a las puertas de estudiar la carrera que les gusta, que por la incompetencia de algunas de las universidades no sólo se hayan quedado fuera, sino que no se han enterado antes de que no iban a entrar.

Un saludo

"Hola, soy estudiante de medicina en la universidad de Lérida, fui admitida a principios de octubre.

Simplemente quería aclarar que es más fiable el listado de los grupos del trabajo (En el que figuran 113 personas) ya que en el examen de bases moleculares conozco a dos personas que pusieron mal el DNI y por tanto no figuran en la lista.

De todas formas, de las personas que figuran en el trabajo han puesto a 2 o 3 personas con un interrogante porque no saben si se han dado de baja o no, por lo que mínimo hay 7 vacantes...

Me parece una vergüenza este sistema, el sacrificio que supone sacar una buena nota para entrar y dejan plazas sin cubrir...

En fin, espero servir de ayuda para dejar lo más transparente posible este asunto y que sepa todo el mundo que la ley para ellos no existe."

Marimatt » Vie Dic 14, 2012 12:48 pm

Hola a todos.

Me llamo Matilde, tengo 19 años y vivo en Salamanca. Me pongo en contacto con vosotros porque me han dicho que sois capaces de ayudar a la gente que intenta entrar en medicina y que, por unas cosas u otras, no lo consigue.

Mi situación es la siguiente. Hace dos años, en 2011, después de acabar bachillerato con una media de 8.6, hice la selectividad. No tuve suerte y uno de los exámenes específicos me salió mal. Me mentalicé que con la nota obtenida no iba a poder entrar en medicina y volví a estudiar para la convocatoria de septiembre. Mejoré significativamente la nota pero, como no tenía preferencia, no entré.

Este año decidí volver a estudiar para selectividad para mejorar aún más la nota y lo hice, consiguiendo un 11,602. Me alegré mucho, ya que con esa nota en 2011 habría conseguido entrar en la mitad de las Universidades y en 2010 en prácticamente todas.

Además en casi todas las páginas especializadas se preveía que las notas iban a bajar.

Me preinscribí en todas las Universidades de España, cuando publicaron las notas de corte me encontré con que las notas de todas las universidades habían subido y mucho, y que con mi nota no podía entrar en ninguna de ellas.

Fueron publicando listas de admitidos y las notas de entrada en cada lista solo bajaban centésimas... El curso empezó y mi familia y yo íbamos a las secretarías de las facultades para intentar informarnos de la situación, pero sólo nos decían que siguiéramos esperando a que salieran más listas.

Yo mientras tanto no sabía si ir a clase, ya que no sabía en qué facultad conseguiría entrar, y empecé a estudiar por mi cuenta en casa con ayuda de mi hermano que estudia medicina.

Después de que salieran listas y más listas, en las que la nota apenas bajaba, y de cansarme de hablar con la gente de las universidades y de su indiferencia, me encuentro en esta situación. Mediados de diciembre y he vuelto a quedarme fuera por centésimas...

Me atrevo a decir que mi situación personal ahora mismo es de impotencia y desesperación, pues dos años consecutivos intentando acceder a alguna plaza no quiero que frustre esta profesión que tanto amo.

Os pido ayuda a vosotros porque me he enterado de que en algunas facultades aún hay plazas libres y que, debido a la situación financiera, las Universidades intentan darlas por cubiertas, cuando en realidad no lo están.

Por eso, con este escrito quiero depositar mi confianza en vosotros, siendo esta mi única esperanza.

Os doy las gracias de antemano, aunque sólo sea por haber leído mi historia.

Saludos.

casimedicos » Vie Dic 14, 2012 11:05 pm

Gracias a ti por compartirla

gangas » Lun Dic 17, 2012 6:11 am

Hoy lunes 17 tal y como estaba previsto procederé a recopilar los escritos-comentarios de este hilo en un fichero Word para enviárselo al presidente de los Decanos, pasado a pdf.

Se lo enviaré también al administrador del foro por si tiene a bien dejarlo en el servidor para su acceso y uso público a través del portal.

Espero hacerlo lo más rápido posible porque estoy con un buen trancazo, sin fiebre, pero llevo varios días y aún me queda.

Gracias a todos por vuestra participación, he de reconocer que si lo hubiera puesto antes sería más numeroso, siento que haya sido así.

Un abrazo para todos.

casimedicos » Mié Dic 19, 2012 12:08 am

Gracias

Claro que lo publicare

Que te mejores

Madrecasimedico » Mié Dic 19, 2012 6:45 am

Muchas gracias gangas... admirable tu perseverancia, no sé si el presidente de los decanos seguirá impasible ante los testimonios, pero el hecho de que recopiles los comentarios y se los hagas llegar al menos a mí, me reconforta. Que te mejores

Gracias a Victor por mantenerlo...

Y gracias a cgarc por publicitarlo en el site y publicar los comentarios que le han llegado.

A vuestra disposición para lo que haga falta.

Feliz Navidad a todos.

gangas » Mié Dic 19, 2012 7:52 pm

Gracias a ti, e igualmente Feliz Navidad.

Nota.- En breve va a haber elecciones a presidente de los Decanos, pero igualmente se lo haremos llegar al actual y al nuevo, independientemente de lo que puedan hacer o terminen haciendo.

Respuesta del presidente de decanos de medicina

Estimado José María:

Joaquín me ha reenviado el correo con la recopilación. Sabemos que el sistema de acceso es mejorable aunque de difícil solución pero en ello pondremos nuestros esfuerzos los que pasamos a dirigir la CND como anteriormente lo hicieron nuestros predecesores.
Me gustaría que en algún momento habláramos más despacio.

Un cordial saludo,

Ricardo Rigual Bonastre
Presidente de la Conferencia Nacional
de Decanos de Facultades de Medicina

Preguntas frecuentes sobre el acceso a Medicina

1. ¿Cómo se calcula la nota de admisión al Grado de Medicina en las universidades públicas españolas?

La nota de admisión es la resultante de sumar:

- El **60%** de la nota media del **Bachillerato.**

- El **40%** de la calificación obtenida en la **fase general de la PAU.**

- **Y en el caso de presentarse a la fase específica voluntaria,** se consideraran las calificaciones (con un mínimo de 5) de un máximo de dos materias de dicha fase que tras aplicar el parámetro de ponderación, aporten mejor nota de admisión, 0.1 si están adscritas a la rama de conocimiento del título al que se quiere acceder, 0.2 si la universidad ha elevado este parámetro por considerar que la materia es más idónea para enfrentarse con éxito a la enseñanza universitaria oficial de Grado que se pretende acceder.

2. ¿Cuándo tengo que decidir si me presento a la fase específica?

En el momento en que te matriculas en la PAU, y no olvides matricularte también de los exámenes voluntarios que consideres más apropiados.

3. ¿Cuántas veces se puede uno presentar a las pruebas de acceso?

Tantas como quieras. No existe límite de convocatorias.

4. He aprobado pero quiero volver a presentarme para subir nota.

Puedes presentarte a tantas convocatorias como gustes, tanto de la fase general como de la fase específica para mejorar la calificación. Además, como para calcular la nota se utilizará la mejor de las pruebas, repetirla no puede bajar la calificación global.

5. Si no estoy de acuerdo con la nota que me han puesto.

Una vez publicadas las calificaciones, tienes tres días de plazo, para solicitar una reclamación, o una segunda corrección.

6. ¿Caducan las calificaciones obtenidas?

La nota de la fase general es válida por tiempo indefinido, para siempre. Mientras que las calificaciones de las materias de la fase específica solo tendrán validez para acceder a la universidad los dos cursos siguientes a la superación de las mismas.

7. ¿Cuántas convocatorias hay?

La Prueba de Acceso a la Universidad se convoca, dos veces al año.

8. He estudiado un ciclo superior de Formación Profesional, ¿puedo presentarme a la PAU para entrar al Grado de Medicina?

Si has aprobado el Grado Superior ya no necesitas hacer la PAU.

Tu nota de acceso es la nota media del ciclo, pero si quieres mejorarla puedes presentarte a la fase específica de la PAU de las materias de modalidad de bachillerato que estén relacionadas con los estudios universitarios de Medicina.

Plazas de nuevo ingreso en las facultades de Medicina

Según datos del Ministerio de Educación, Cultura y Deporte, en el curso 2012-13 se han matriculado 214.868 estudiantes en las facultades españolas de Ciencias de la Salud, mientras que en el curso académico 2011-12 eran 194.137. Lo que representa el 14,4 % del total de universitarios españoles. De ellos, la mayoría (un 84% aproximadamente) están matriculados en universidades públicas.

A continuación tienes una tabla orientativa de las plazas ofertadas en los cursos 2010/11,2011/12, y 2012/13. *Con la salvedad, ya comentada, de que ha sido imposible obtener cifras finales exactas y concretas de fuentes oficiales.*

Numero Plazas 1er. Curso	2010/11	2011/12	2012/13	Varían
Alicante - Universidad Miguel Hernández	130	130	130	0
Aragón - Facultad de Medicina de Huesca	65	65	65	0
Aragón - Universidad de Zaragoza	224	224	224	0
Barcelona - Autónoma de Barcelona	320	320	320	0
Barcelona - Universidad de Barcelona	259	259	259	0
Barcelona - Universidad Pompeu Fabra	60	60	60	0
Cádiz - Universidad de Cádiz	215	180	180	0
Canarias - La Laguna (Tenerife)	150	150	135	-15
Canarias - Las Palmas de Gran Canaria	150	150	150	0
Castellón - Universidad Jaume I	0	80	80	0
Castilla-La Mancha - Facultad de Medicina de Albacete	115	115	115	0
Castilla-La Mancha - Facultad de Medicina de Ciudad Real	50	60	60	0
Córdoba - Universidad de Córdoba	120	120	120	0
Extremadura - Universidad de Extremadura (Badajoz)	140	140	140	0
Gerona - Universitat de Girona	80	80	80	0
Granada - Universidad de Granada	255	253	253	0
Lleida - Universidad de Lleida	120	120	120	0
Madrid - Alcalá de Henares	120	121	120	-1
Madrid - Alcalá de Henares - convenio con el Ejército	0	0	25	25
Madrid - Autónoma de Madrid	275	275	275	0
Madrid - Complutense de Madrid	360	352	320	-32

Madrid - Rey Juan Carlos	100	90	150	60
Málaga - Universidad de Málaga	170	170	170	0
Murcia - Universidad de Murcia	200	200	200	0
Oviedo - Universidad de Oviedo	140	150	150	0
País Vasco - Universidad del País Vasco	240	265	350	85
Reus - Universidad Rovira i Virgili (Tarragona)	125	125	125	0
Salamanca - Universidad de Salamanca	210	210	215	5
Santander - Universidad de Cantabria	120	120	120	0
Santiago - Universidad de Santiago de Compostela	400	400	380	-20
Sevilla - Universidad de Sevilla	360	360	350	-10
Valladolid - Universidad de Valladolid	190	190	190	0
Valencia - Universidad de Valencia	320	320	320	0
TOTAL PUBLICAS	**5783**	**5854**	**5951**	**97**
Barcelona - Universitat Internacional de Catalunya	*80*	*80*	*90*	*10*
Castellón - Universidad CEU Cardenal Herrera (Privada)	*60*	*80*	*80*	*0*
Madrid - Alfonso X el Sabio (Privada)	*120*	*120*	*120*	*0*
Madrid - Francisco de Vitoria (Privada)	*50*	*120*	*50*	*-70*
Madrid - San Pablo - CEU (Privada)	*125*	*125*	*125*	*0*
Madrid - Universidad Europea (Privada)	*125*	*210*	*200*	*-10*
Murcia - Universidad Católica San Antonio de Murcia (Privada)	*0*	*0*	*45*	*45*
Pamplona - Universidad de Navarra (Privada)	*210*	*210*	*200*	*-10*
Valencia - Universidad Católica San Vicente Martir (Privada)	*120*	*120*	*120*	*0*
TOTAL PRIVADAS	**890**	**1065**	**1030**	**-35**
Fuente: casiMedicos.com-Elaborado por Víctor J. Quesada	**6673**	**6919**	**6981**	

Las previsiones, son que este número de *demandantes* de estudios de Ciencias de la Salud siga aumentando en los próximos años. Mientras que el número de *plazas* ofertadas no solo no crezca, sino que incluso disminuya. Por diversos motivos, entre ellos:

1. La **racionalización** del número de plazas e intentar ajustarlas a la oferta MIR y a las salidas laborales

2. La no construcción de **nuevas facultades**, algunas de ellas ya proyectadas hace tiempo. Es el caso de las nuevas facultades de Medicina de **Jaén**, **Almería** y **Huelva**; que ya han confirmado las dificultades de su existencia al menos a corto plazo. Y de la Universidad Jaume I (UJI) de **Castellón**, que también ha confirmado que no cuenta con presupuesto para iniciar la construcción de la Facultad de Ciencias de la Salud.

3. La propuesta de **reducción de las plazas ofertadas a nuevos alumnos**, en el curso 2013-14, hecha por varias Universidades para reducir su masificación. Por ejemplo, la Facultad de Medicina de Extremadura a primeros de 2013 decidió solicitar la reducción el número de plazas ofertadas para el curso 2013-14 de las 140 actuales a 120.

Acceso a Medicina para mayores de...

Si es tu caso aquí te explicare someramente, las pruebas de acceso y algunas consideraciones que deberías tener en cuenta.

Si eres mayor de 24-25 años de edad, y tu pasión es la Medicina, es normal que muchas dudas y cuestiones recorran tu mente y te quiten el sueño. *Tan solo has de plantearte si te puedes permitir este ritmo de estudio, y los costes* económicos; si es así, adelante; no te preocupes, puede que no seas capaz de terminar los cursos en 1 año, pero lo importante es alcanzar tu sueño, *esto no es un sprint, sino más bien una carrera de fondo.*

Has de ser consciente que tu vida social se verá mermada, y que le quitaras tiempo a estar con tu familia; si tienes hijos, te echaran en falta en periodo de exámenes, y sobre todo en las guardias durante el tiempo de residencia. Y es duro compaginarlo con un trabajo. Pero no es nada anormal ni extraño, no eres ni el primero ni el último en embarcarte en esta apasionante aventura, todos hemos tenido compañeros de facultad y/o residencia de mayor edad, y las han superado tan bien o mejor que nosotros.

Si bien más del 99% de la información general de esta obra es aplicable a tu caso, hay algunas cosas que variaran en cuanto al acceso a Medicina, que tratare de resumirte aquí. La primera buena noticia es que **las notas de corte de las tablas anteriores no son aplicables a esta vía de acceso**, hay un porcentaje de plazas reservadas disponibles para esta vía (varía según la universidad, pero suele estar en el intervalo 1-3%) y por tanto unas notas de corte propias, que variaran al igual que las anteriores según la oferta y demanda. *Tranquilo no son tan altas*, en el curso 2012-13, estuvieron en el rango aproximado, que variaba entre el 5 de la universidad de Lleida, al 8,741 de la universidad de Sevilla. Puede que sea un poco mayor, pero hasta el momento, nunca las notas de corte rondando y superando el 12 anteriores.

Acceso a la Universidad para mayores de 25 años

Solo aplicable si cumples 25 años antes del 1 de octubre del año de celebración de la prueba.

La metodología, el desarrollo y los contenidos de la prueba y los criterios de evaluación dependen de cada centro. Existe una convocatoria anual para cada rama de conocimiento.

La prueba en este caso consta de **dos fases**, a diferencia de la PAU, **AMBAS obligatorias**:

Una **Fase General** con tres ejercicios:

- Comentario de texto

- Lengua castellana
- Lengua extranjera (alemán, francés, inglés, italiano, portugués)

Y una **Fase Específica** con cinco opciones, tú has de escoger la de Ciencias de la Salud.

Tu **Nota**: es la media aritmética de la nota de la fase general y de la específica. Para pasar la prueba tu nota final ha de ser al menos 5 (y la nota de cada una de las fases por separado debe ser mayor o igual a 4).

Las universidades abren el plazo de inscripción para la realización de las pruebas entre el 1 de febrero y el 31 de marzo de cada año. Las informaciones concretas sobre las fechas de la convocatoria, instancia, documentación y contenidos de las pruebas deberás consultarlas a la universidad en que prefieras presentarte. (*Ojo, nunca te fíes de lo que te digan de palabra, no dudo que el personal de administración que te atienda lo haga de buena fe y tratando de orientarte, pero más veces de las imaginables y deseables, lo que te digan cambiara o no se ajustara a la realidad, siempre pide la normativa por escrito o está atento a los plazos y normas que publique la universidad*)

Acceso a la Universidad para mayores de 40 años

Es una vía de acceso para personas con experiencia laboral y profesional en relación con una enseñanza, que no posean una titulación académica que te permita acceder a la universidad por otras vías.

El acceso se realizará respecto a unas enseñanzas concretas, ofertadas por la universidad. Se solicita al rector, y te harán una Entrevista personal.

Acceso a la Universidad para mayores de 45 años

Para optar por esta vía de acceso no debes tener un título académico que te permita acceder a la universidad por otras vías, ni poder acreditar experiencia laboral o profesional. Las pruebas que tendrás que realizar incluyen:

Prueba de acceso adaptada, con dos o tres ejercicios referidos a:

- Comentario de texto o desarrollo de un tema general de actualidad.
- Lengua castellana.
- Lengua cooficial, de existir.

La prueba varía según las universidades. Incluyendo una entrevista personal, en la que deben calificarte como apto para poder superar la prueba.

Existe una convocatoria anual.

Tu nota es la media aritmética de las notas obtenidas en los distintos ejercicios. Y lo superarás si consigues un 5 o más nota en la calificación final, con un mínimo de 4 puntos en cada ejercicio por separado. La nota se puede mejorar en sucesivas convocatorias, y puedes presentar reclamación ante el Rector de tu universidad.

Acceso a Medicina para estudiantes extranjeros

Si este es tu caso, decirte que tienes que ver en cuál de estos 2 grupos estás incluido:

- **Exentos de prueba.**
  Tendrás acceso directo de acuerdo con tu sistema educativo, y puedes realizar la fase específica. Con credencial, *la nota de admisión se calcula*:
  Nota de la Credencial + a x M1+ b x M2
  Siendo *M1 y M2* = Las calificaciones de un máximo de dos materias superadas de la fase específica que proporcionen mejor nota de admisión.
  a y b = Los parámetros de ponderación de las materias de la fase específica.

- **No exentos de prueba.**
  Realizaras la fase general pero con peculiaridades. Los ejercicios de las materias comunes se adecuarán a currículos adaptados. Esta prueba la organiza la UNED.

Si eres estudiante comunitario

Lo eres si has realizado la enseñanza secundaria en alguno de los países de la Unión Europea (UE), Suiza, Islandia, Noruega, Liechtenstein o China, no necesitas realizar la selectividad –Prueba de Acceso a la Universidad (PAU) – en España. Únicamente debes cumplir los requisitos exigidos en tu país de origen para acceder a los estudios universitarios.

Procedimiento:

Debes Solicitar a través de la Universidad Nacional de Educación a Distancia (UNED) la *Credencial* de Acceso. Puedes consultar la documentación requerida en la página de la UNED (*portal.uned.es*) y puedes realizar la solicitud online.

Para cualquier información o consulta adicional, puedes contactarles directamente por teléfono +34 913986613 o por correo electrónico selectue@adm.uned.es
A continuación la universidad a la que quieras acceder verificará que cumples los requisitos de acceso a la universidad, una vez verificada tu solicitud y aprobada, la universidad expedirá una credencial que te permitirá realizar la preinscripción universitaria.

Con esto y si obtienes plaza en el proceso de preinscripción, (*ya visto, si te lo has saltado, vuelve atrás*), podrás realizar la matrícula en la universidad.

Si eres estudiante no comunitario

Es decir, si has terminado tu enseñanza secundaria en un país no perteneciente a la Unión Europea (UE), Suiza, Islandia, Noruega o Liechtenstein o China debes Homologar previamente tus estudios al sistema español. (*Esta gestión se realiza a través del Ministerio de Educación, Cultura y Deporte.*) Y tras la homologación, superar la selectividad o Prueba de Acceso a la Universidad (PAU), que para tu caso (haber estudiado en un sistema educativo extranjero), está organizada por la Universidad Nacional de Educación a Distancia (UNED). (*Los datos de contacto los tienes en el apartado anterior*)

La **estructura** de la prueba, para ti, es la siguiente:

- Una Fase general: con cuatro ejercicios (Comentario de Texto de Lengua Castellana y Literatura, Historia de la Filosofía o Historia de España (*a elección tuya*), Lengua Extranjera (puedes elegir alemán, francés, inglés, italiano o portugués) y una materia a elegir por ti de la modalidad correspondiente al grado de Medicina.

- Una Fase específica: voluntaria, sobre al menos dos materias, que te permite incrementar tu nota de acceso a la universidad.

Puedes encontrar **más información** sobre los *lugares y plazos* de matrícula para realizar esta prueba en el sitio web de la UNED (*portal.uned.es*); y sobre la *homologación y convalidación* de títulos extranjeros, en la página web del Ministerio de Educación, Cultura y Deporte (*www.mecd.gob.es*).

No olvides realizar la preinscripción universitaria. Este trámite consiste en solicitar plaza universitaria y se suele realizar a través del sitio Web de la universidad donde quieras cursar estudios (*tienes los datos de contacto más adelante*). Si logras plaza, una vez admitido, la matriculación se realiza directamente en la universidad.

La **preinscripción**, de la que ya hablamos con anterioridad (*si no lo has leído, no seas impaciente, soy consciente de que quieres saber más, pero deberías ir paso a paso, sin saltarte ninguno, que el camino es largo y sinuoso... todo llegara*) suele realizarse entre mediados de junio y principios de julio; comenzando el curso académico en septiembre-octubre.

Si iniciaste tus estudios de Medicina en otro país

Si empezaste tus estudios universitarios fuera de España y quieres continuarlos o terminarlos aquí, debes solicitar la *convalidación* de tus estudios realizados en el extranjero por estudios universitarios españoles parciales. El trámite debes realizarlo en la Universidad española en la que quieres continuar tus estudios.

La **documentación** a aportar incluye:

- Solicitud de convalidación indicando tus datos personales, estudios cursados y superados, desglosados por asignaturas y detalle de las asignaturas
- Certificado oficial de estudios de las asignaturas aprobadas, con el sello original de la universidad de origen.
- Programa de cada una de las asignaturas que deseas convalidar, con el sello original de la universidad de origen.
- Plan de estudios de la carrera iniciada en el que conste la duración en años académicos y las asignaturas que lo integran, con sello original de la Universidad de origen.
- Fotocopia de tu DNI o pasaporte.

OJO: todos los documentos expedidos en el extranjero deberán ser oficiales y estar debidamente legalizados por vía diplomática o por la "Apostilla de la Haya" (_salvo que fueran cursados en la Unión Europea_).

Los documentos deberán ir acompañados de su correspondiente traducción oficial al castellano. La traducción oficial puede hacerla:

1. Un Traductor jurado, debidamente autorizado o inscrito en España.
2. Cualquier Representación diplomática o consular del Estado Español
3. La representación diplomática o consular en España del país del que seas ciudadano o, en su caso, del país de procedencia del documento.

Si no obtienes la convalidación parcial de los créditos exigidos (el mínimo son 60 créditos) deberás presentarte a la PAU.

Si tu caso es distinto, y lo que has es _finalizado_ tus estudios universitarios de Grado en una universidad o centro de enseñanza superior extranjeros (aquí no hay distinción entre si es un país de la UE o no) y **deseas <u>cursar otros estudios distintos</u> en una Universidad española**, tienes varias opciones, considerando que solo puedes escoger una de ellas:

- Solicitar la homologación por un título universitario oficial español
- Solicitar la convalidación por estudios universitarios parciales españoles

Tienes más información sobre la homologación y convalidación de títulos extranjeros, en la Web del Ministerio de Educación, Cultura y Deporte.

La Prueba de Acceso para los que hicieron la Selectividad

Si hiciste la selectividad (PAU) antes del año 2010 puedes volver a presentarte a la actual Prueba de Acceso a la Universidad para mejorar tu nota; puedes presentarte sólo a la fase específica, sólo a la fase general, o a ambas.

En cuanto a tu nueva **nota** sería:

- ✓ **Si sólo te presentas a la fase específica:**
  Nueva Nota = Nota anterior + (a x M1) + (b x M2)

✓ Si **sólo te presentas a la fase general:**

Nota = (0,6x Nota media del Bachillerato) + (0,4 x Nota de la Fase General)
Sólo se tendrá en cuenta si mejora tu nota anterior

✓ **Si te presentas a ambas fases:**

Nota = (0,6 x Nota Media Bachto.) + (0,4 x Nota Fase Gral.) + (a x M1) + (b x M2)
Tan Sólo se tendrá en cuenta si mejoras tu nota anterior

Siendo:- *M1 y M2* = Las notas de un máximo de dos materias superadas de la fase específica que te proporcionen la mejor nota de admisión

- *a y b*= Los parámetros de ponderación de las materias de la fase específica

Preguntas y respuestas sobre la preinscripción en Medicina

1. **Preinscripción por internet**

   Te puedes preinscribir por internet en aquella universidad en la que hayas hecho la PAU.

2. **¿Hay que pagar algo por preinscribirse?**

   No, la preinscripción en cualquier Universidad pública es gratuita.

3. **¿Qué es eso del distrito universitario único?**

   Todas las universidades públicas de una misma Comunidad (excepto Canarias) están consideradas como enmarcadas en un distrito universitario único a la hora de la preinscripción, es decir, se manda una única solicitud de preinscripción donde se ponen, por orden, carreras y universidad.

   Por ejemplo, para entrar en Madrid, si quisieras pedir Medicina para la UCM, y en reserva, por si no entras, pedirla también en la UAM, además de otras carreras, tienes que hacer una única solicitud en la que pondrías:

   1. Medicina UCM, 2. Medicina UAM, 3. Psicología UCM, 4. Farmacia URJC, etc.

   OJO: Es muy importante que compruebes que has rellenado correctamente el código de la carrera y la universidad en la solicitud de preinscripción.

4. **¿Es importante el orden en el que pongo carreras y universidades en la preinscripción?**

   Sí, es muy importante porque es el orden de prioridad de las carreras y universidades que prefieres. Debes empezar poniendo en el número 1 la universidad y carrera que prefieras como 1º opción, y así sucesivamente.

   Aprovechando el ejemplo anterior, si tienes nota suficiente para acceder en el primer listado de resultados a Medicina de la UCM, jamás aparecerías en la lista de Medicina de la UAM, ni en ninguna de las otras opciones que pusiste con menor prioridad. Por el contrario, si no tienes nota suficiente para entrar a la UCM pero sí para entrar a Medicina en la UAM, aparecerías en esa lista y nunca en la de Psicología UCM o la de farmacia de la URJC; pero sí que te podrían convocar para próximos llamamientos de Medicina en la UCM, incluso aunque ya te hubieras matriculado en Medicina de la UAM, por tener la UCM en nuestra solicitud, una prioridad mayor.

5. **Si me quiero preinscribir en varias universidades de un mismo distrito universitario, ¿a cuál envío la solicitud?**

Envía la solicitud de preinscripción a aquella universidad a la que pertenezca la primera de tus opciones. *En el ejemplo anterior la enviarías a la UCM.*

6. **¿Cómo puedo mandar la solicitud por correo?**

Para enviar las solicitudes por correo debes hacerlo por correo certificado. Es muy recomendable sacar una fotocopia de la primera página del impreso de preinscripción y pedir que te la sellen con la fecha en la oficina de correos a modo de comprobante, además de pedir que te sellen la primera hoja del formulario que vas a mandar.

Por tranquilidad y seguridad, también es recomendable mandarla con acuse de recibo; así, una vez que la haya recibido la universidad correspondiente podrás comprobar que ha llegado y que el destinatario ha sido el correcto. Además, *si vas con el tiempo muy justo es recomendable mandarla por correo certificado de carácter urgente.*

7. **¿Qué hago con las solicitudes que se rellenan por internet?**

Esto ya depende de la Comunidad Autónoma. En unos casos se rellena y punto, en otros hay que imprimir el justificante de preinscripción y enviarlo junto más documentación a la universidad en cuestión. Por eso *es muy importante que leas la guía de preinscripción de cada distrito antes de rellenarla.*

8. **¿Qué hago si las notas de las reclamaciones salen fuera del plazo de preinscripción?**

En ese caso rellena la solicitud de preinscripción añadiendo una pequeña nota en una hoja aparte en la que especifiques que tus notas están sujetas a reclamación, y manda la documentación normalmente (ver *"¿Cómo puedo mandar la solicitud por correo?"*), también puedes hacerlo presencialmente, con las notas de la PAU que tienes en ese momento.

Una vez salgan las notas de las reclamaciones, manda un nuevo sobre con tus calificaciones y una nueva carta en la que especifiques que se trata de las notas reclamadas, adjuntando tus datos personales.

9. **No olvides mandar las notas reclamadas en caso de que hayan sido modificadas.**

Si cuando salga la 1ª lista de admisión no apareces en ella, o apareces con tus notas antiguas, lo 1º es mantener la calma. Deberás mandar una carta de reclamación en el plazo estipulado, adjuntando además el comprobante de haber mandado tanto la preinscripción con las notas antiguas como el comprobante de haber mandado las notas de la reclamación, así como una fotocopia compulsada de tus notas de preinscripción y tus datos personales.

10. **¿Qué hago si resulto admitido en varias universidades?**
    RENUNCIAR. Manda una carta de renuncia a aquellas universidades a las que no quieras acceder cuanto antes. *Ya has logrado tu objetivo, ahora piensa en la cantidad de gente que continua angustiada (al igual que tú lo estabas hasta este momento) y que está esperando por esa plaza que tú no vas a utilizar, ayuda a los demás, puede que tu hayas logrado entrar gracias a que alguien ha hecho eso mismo.*

11. **Otros consejos**
    Es recomendable, *preinscribirse sino en TODAS las universidades de España*, si en la mayoría de ellas, o en el mayor número de las que te sea posible; solo tú conoces tu situación personal y posibilidades. *No te fíes ni de tu nota ni de las notas de corte de años anteriores*, son solo una orientación, si te relajas y basándote en ellas solo solicitas una universidad, podrías llevarte el disgusto de no lograr entrar. No solo importa cada décima/centésima de nota que tengas, sino que todo depende más bien de las que tengan tus compañeros y la cantidad de ellos que tengan tu misma universidad en mente.

    Asimismo es fundamental *ser ORGANIZADO, y buscar colaboración* en casa, para intentar llevar de la mejor forma posible los plazos y tramites. Hazte un *calendario* y ten en cuenta que las distintas universidades tendrán tramites, aplicaciones y plazos desiguales. Por mi parte intentare manteneros informados de los plazos y novedades, según vayan apareciendo; desde www.quieroestudiarmedicina.com tendrás, entre otros, acceso al foro de casiMedicos.com para compartir tus dudas y experiencias, preguntar y *resolver tus problemas y los de otros,* pero no te engañes, nadie va a sustituir tu trabajo y esfuerzo.

Universidades Públicas Españolas con Grado en Medicina

✓ **Andalucía (Cádiz)**
Web: http://medicina.uca.es/
Facultad de Medicina: Plaza Falla, 9, 11003, Cádiz, Cádiz
Teléfonos:
- Conserjería: 956 01 5200
- Secretaría: 956 01 5175
- Decanato: 956 01 5182
Email: decanato.medicina@uca.es

✓ Andalucía (Córdoba)

Web: http://www.uco.es/organiza/centros/medicina/
Facultad de Medicina: Avda. Menéndez Pidal, s/n. 14071-CÓRDOBA
Teléfono: 957218227
Email: decanato-med@uco.es

✓ Andalucía (Granada)

Web: www.ugr.es/local/facmed
Facultad de Medicina: Avda. de Madrid, s/n. 18071-GRANADA
Teléfonos: 958 243505 y 958 243503
Email: decamed@ugr.es

✓ Andalucía (Málaga)

Web: http://www.medicina.uma.es/
Facultad de Medicina: Boulevard Louis Pasteur, 32. 29071-Málaga
Teléfono: 952 131547
Email: decmed@uma.es

✓ Andalucía (Sevilla)

Web: http://www.medicina.us.es/
Facultad de Medicina: Avd. Doctor Fedriani, s/n. 41009 Sevilla
Teléfono: 954559830
Email: facmedinfo@us.es

✓ Aragón (Zaragoza y Huesca)

Campus Zaragoza
Web: http://www.unizar.es/centros/fmediz/
Facultad de Medicina: C/ Domingo Miral s/n. 50009 Zaragoza
Teléfono: 976 76 20 68

Campus Huesca
Web: http://www.unizar.es/centros/fccsd/fccsyd/Inicio.html
Facultad de Ciencias de la Salud y del Deporte:
 Pza. Universidad 3, 22002-Huesca (España)
Teléfono: 974 23 93 93
Email: secrefsd@unizar.es

✓ Asturias (Oviedo)

Web: http://www.unioviedo.es/medicina/presentacion.htm
Facultad de Medicina: Campus del Cristo B. Julián Clavería s/n. 33006 Oviedo

Teléfono: 985 10 35 30, 985 10 35 29, y 985 10 35 28

✓ Canarias - La Laguna (Tenerife)

Web: www.medicina.ull.es
Facultad de Medicina: Campus de Ofra s/n. 38071 • La Laguna
Teléfono: 922 31 92 77
Email: facmedic@ull.es

✓ Canarias - Las Palmas de Gran Canaria

Web: http://www.fccs.ulpgc.es/
Facultad de Medicina: Campus Universitario de San Cristóbal. Trasera del Hospital Insular. C/Doctor Pasteur s/n 35016. Las Palmas de Gran Canaria
Teléfono: 928 45 14 02, 928 45 14 06, y 928 45 14 00
Email: fccs@ulpgc.es
 dec_ccs@ulpgc.es

✓ Cantabria (Santander)

Web: http://www.unican.es/centros/medicina/
Facultad de Medicina: Avda. Cardenal Herrera Oria, s/n. 39011 Santander
Teléfono: 942 201911
Email: medicina@gestion.unican.es

✓ Castilla y León (Salamanca)

Web: http://www.usal.es/webusal/node/28
Facultad de Medicina: Campus Miguel de Unamuno. Calle Alfonso X El Sabio s/n. 37007 SALAMANCA.
Teléfono: 923 294 541 y 923 294 540
Email: dec.fm@usal.es
medicina@usal.es

✓ Castilla y León (Valladolid)

Web: http://www.med.uva.es/
Facultad de Medicina: C/ Ramón y Cajal, 7. 47005 Valladolid
Teléfono: 98342-3023 y 98342-3022
Email: med@uva.es
decanato.med@uva.es

✓ Castilla-La Mancha (Albacete y Ciudad Real)
Campus Albacete

Web: http://www.med-ab.uclm.es/
Facultad de Medicina: C/ Almansa, no 14. 02006 - ALBACETE

Teléfono: 967 599200

Campus Ciudad Real

Web: http://www.uclm.es/cr/medicina/presentacion.html
Facultad de Medicina: Edificio Polivalente. Camino de Moledores s/n, 13071 Ciudad Real.
Teléfono: 902204100 / 926295300. Ext. 96302.

✓ Cataluña (Barcelona) - Autónoma de Barcelona

Web: http://www.uab.cat/medicina/castellano/
Facultad de Medicina: Edifici M. Campus de la UAB. 08193 Bellaterra. (Cerdanyola del Vallès)
Teléfono: 935811902 y 93 581 1901
Email: dg.medicina@uab.cat

✓ Cataluña (Barcelona) - Universidad de Barcelona

Web: http://www.ub.edu/medicina/es/
Facultad de Medicina:
Campus Casanova
Casanova, 143. 08036 Barcelona
Teléfono: 934 035 258, 934 021 100 - Información UB, y
933 556 000 - Atención al Estudiante
Email: secretariamedicina@ub.edu

Campus de Bellvitge
Feixa Llarga, s/n. 08907 Hospitalet de Llobregat
Teléfono: 934 034 752, 934 021 100 - Información UB, y
934 035 417 - Atención al Estudiante
Email: secretariabellvitge@ub.edu

✓ Cataluña (Barcelona) - Universidad Pompeu Fabra

Web: http://www.upf.edu/biomed/es/medicina/
Facultad de Medicina: Edificio Dr. Aiguader (Campus del Mar). Doctor Aiguader, 80. 08003 Barcelona
Teléfono: (+34) 93 316 35 13 , y (+34) 93 316 35 11
Email: deganat.csalut@upf.edu

✓ Cataluña (Girona)

Web: http://www.udg.edu/fm/
Facultad de Medicina: Emili Grahit, 77. 17071 Girona
Teléfono: 972 419 616 (secretaria) y 972 418 770 (conserjería)

Email: secacad.medicina@udg.edu

✓ **Cataluña (Lleida)**
Web: http://www.medicina.udl.cat/
Facultad de Medicina: C/ Montserrat Roig, 2 | 25008 Lleida
Teléfono: 973702400
Email: deganatm@fmedicina.udl.cat

✓ **Cataluña (Reus) - Rovira i Virgili**
Web: http://www.fmcs.urv.cat/
Facultad de Medicina: C/ Sant Llorenç, 21 - 43201 Reus (Tarragona)
Teléfono: +34 977 759345
Email: secmed@fmcs.urv.cat

✓ **Comunidad Valenciana (Castellón) - Universidad Jaume I**
Web: http://www.fcs.uji.es/
Teléfono: 964 387 095 / 096 / 097 / 098
Email: info@uji.es

✓ **Comunidad Valenciana (San Juan de Alicante) - Universidad Miguel Hernández**
Web: http://www.umh.es/
Facultad de Medicina: Crta. Nacional 332, s/n (Sant Joan D'Alacant - 03550)
Teléfono: 96 5919444 y 96 665 8500
Email: decano.medicina@umh.es // cgc.sjuan@umh.es

✓ **Comunidad Valenciana (Valencia)**
Web: http://www.uv.es/mediodont
Facultad de Medicina: Avenida Blasco Ibáñez, 15. 46010 Valencia.
Teléfono: 96 386 41 00

✓ **Extremadura (Badajoz)**
Web: http://www.unex.es/
Facultad de Medicina: Avda. de Elvas. 06071 Badajoz
Teléfono: 924 289 466
Email: dircentmedi@unex.es

✓ **Galicia (Santiago de Compostela)**
Web: http://www.usc.es/gl/centros/medodo
Facultad de Medicina:
Rúa de San Francisco, s/n. 15782 Santiago de Compostela

Teléfonos: 981582399, 881 812 219 /881 812 239, 881 812 237 /881 812 238
Email: zmeddeca@usc.es

✓ **Madrid - Alcalá de Henares**
Web: http://www.uah.es/medicina/index.asp
Facultad de Medicina: Campus Científico-Tecnológico, Ctra. Madrid-Barcelona
Km 33,600. 28871 Alcalá de Henares (Madrid)
Teléfonos: Decanato: 91 885 4505/04 ; Secretaría: 91 885 4669/50 ;
Conserjería: 91 885 4503
Email: decanato.medicina@uah.es

✓ **Madrid - Autónoma de Madrid**
Web: www.uam.es/centros/medicina/
Facultad de Medicina: Calle del Arzobispo Morcillo 4. 28029 Madrid.
Teléfono: +34 91 497 54 86
Email: informacion.medicina@uam.es

✓ **Madrid - Complutense de Madrid**
Web: http://medicina.ucm.es/
Facultad de Medicina:
Plaza de Ramón y Cajal. Ciudad Universitaria. 28040 - MADRID
Teléfono: 91 394 1325
Email: gerencia@med.ucm.es

✓ **Madrid - Rey Juan Carlos**
Web: http://www.cs.urjc.es/
Facultad de Medicina: Avda. de Atenas, s/n - 28922 Alcorcón (Madrid)
Teléfono: (+34) 91 488 88 17
Email: alcorcon.info@urjc.es

✓ **Murcia - Universidad de Murcia**
Web: http://www.um.es/web/medicina/
Facultad de Medicina: Campus Universitario de Espinardo. 30100 Murcia
Teléfono: +34 868 883000, 868 88 9175 y 868 88 4312
Email: secretariamedicina@um.es
mjlh@um.es

✓ **País Vasco (Leioa)**
Web: http://www.medikuntza-odontologia.ehu.es/
Facultad de Medicina:
Campus de Leioa. Barrio Sarriena, s/n. 48940 Leioa- Bizkaia.
Teléfono: 946012000

Universidades Privadas Españolas con Grado en Medicina

Recuerda que estas universidades suelen hacerte **una entrevista personal**, que suele ser a primeros de año, y un **examen** previo a las pruebas de acceso a la universidad. Contacta a la universidad que te interese y consulta los plazos, pruebas y requisitos.

1. ## Barcelona - Universitat Internacional de Catalunya
   Web: http://www.uic.es/es/medicina
   Facultad de Medicina:
   Campus Sant Cugat. Josep Trueta s/n. 08195 Sant Cugat del Vallès
   Teléfono: 935042000

2. ## Castellón - Universidad CEU Cardenal Herrera
   Web: http://www.uchceu.es/estudios/grado/medicina.aspx
   Facultad de Medicina: Edificio Lubasa. Ciudad Del Transporte. C/ Grecia, 31. 12006. Castellón de la Plana. Apartado de correo 8084
   Teléfono: 964 372 402

3. ## Madrid - Alfonso X el Sabio
   Web: http://www.uax.es/
   Facultad de Medicina:
   Campus de Villanueva de la Cañada. Avd. Universidad, 1. Madrid.
   Teléfono: 902.100.868

4. ## Madrid - Francisco de Vitoria
   Web: http://www.ufv.es/
   Facultad de Medicina:
   Ctra. Pozuelo-Majadahonda Km. 1.800 ~ 28223 Pozuelo de Alarcón (Madrid)
   Teléfono: 91.351.03.03

5. ## Madrid - San Pablo – CEU
   Web: http://www.medicina.uspceu.es/
   Facultad de Medicina: Avda. Montepríncipe, 5. Urbanización Montepríncipe. 28668 Boadilla del Monte, Madrid.
   Teléfono: 91 372 47 00

6. ## Madrid - Universidad Europea
   Web: http://salud.uem.es/
   Facultad de Medicina: C/ Tajo s/n, Villaviciosa de Odón, 28670 Madrid
   Teléfono: 902 232 350

7. **Murcia - Universidad Católica San Antonio Murcia**

   <u>Web:</u> http://www.ucam.edu/estudios/grados/medicina-presencial
   <u>Facultad de Medicina:</u>
   Campus de Los Jerónimos, s/n. Guadalupe. 30107 (Murcia).
   <u>Teléfono:</u> 968 27 88 00

8. **Pamplona - Universidad de Navarra**

   <u>Web:</u> http://www.unav.es/medicina/
   <u>Facultad de Medicina:</u> C/ Irunlarrea nº 1. 31008 Pamplona (Navarra) .España.
   <u>Teléfono:</u> 948 42 56 48

9. **Valencia - Universidad Católica de Valencia**

   <u>Web:</u> http://www.ucv.es/
   <u>Facultad de Medicina:</u> c/Quevedo, 2. Valencia 46001
   <u>Teléfono:</u> 96 363 74 12 y 902 3000 99

Una alternativa, la Medicina Militar

Desde el curso académico 2012-13, existe una nueva forma en España de cursar la carrera de Medicina; hacerlo dentro de las Fuerzas Armadas y llegar a ser médico militar; estudiando la carrera de Medicina en el Centro Universitario de la Defensa, que está adscrito a la Universidad de Alcalá de Henares y adjunto al Hospital Gómez Ulla, en Madrid. Esta es la opción elegida por 25 alumnos en octubre de 2012 (si bien, según fuentes del Ministerio de Defensa se presentaron 800 aspirantes). Y además, con ellos también empezaron cuatro militares procedentes de promoción interna.

Una vez dentro, realizarás al mismo tiempo tus estudios de Medicina y tu formación militar en la Academia General Militar de Zaragoza.

Al igual que los estudiantes de Medicina del resto de Universidades, si eliges esta opción, has de superar los seis cursos académicos del grado de Medicina con sus 360 créditos ECTS totales, y en este caso, además deberás pasar los 76 del plan de estudios de formación militar de la Escuela Militar de Sanidad.

Te prometen un sueldo, especialización, ser más prácticos y un empleo militar seguro al terminar tus estudios. *Sin duda una opción a considerar, si te gusta el ejército.*

La Evaluación Clínica Objetiva Estructurada (ECOE)

Las facultades de Medicina, a través de la Conferencia Nacional de Decanos de Medicina, tienen consensuado un modelo con varias estaciones para evaluar de forma homogénea las mismas competencias a los alumnos de Medicina que finalicen el Grado de Medicina en cualquier universidad de España. Inicialmente ha sido la Universidad Complutense de Madrid, la que ya ha realizado la prueba para sus estudiantes de Medicina. La estructura general de la prueba en todas las facultades según este modelo, es muy similar a la que ya se realiza desde hace tiempo tanto en la Universidad Complutense de Madrid como en algunas universidades de Cataluña.

En la Universidad Complutense tienes que pasar por unas 20 estaciones enfrentándote a pacientes, pruebas clínicas, … En 10 minutos tienes que resolver las pruebas que te plantean en las distintas estaciones, pudiendo descansar unos 2 minutos entre ellas. Esta estructura general es la que pretenden seguir las demás facultades de Medicina de España, pero la prueba no es la misma en todas, depende de los medios disponibles en cada universidad. En la UCM, junto a esta prueba hay un examen escrito; tu nota final depende de las dos pruebas. Si bien la calificación final es simplemente, apto o no apto. Aprobar la ECOE es requisito imprescindible para que te califiquen el trabajo fin de carrera, y así lograr el merecido y ansiado título de graduado-máster en Medicina.

Juramento Hipocrático

Según la tradición, fue redactado en Grecia en siglo V a.C. por la Escuela Hipocrática, ampliado posteriormente, existiendo varias versiones. Es costumbre **su lectura en el momento de graduarse**. Una de sus versiones recientes, es:

En el momento de ser admitido como miembro de la profesión médica, ante mis maestros y en esta Facultad de Medicina que me enseñó todo cuanto sé, juro que:

1. *Consagraré mi vida al servicio de la humanidad.*
2. *Guardaré a mis maestros el debido respeto y gratitud.*
3. *Practicaré mi profesión con conciencia y dignidad.*
4. *La salud de mis pacientes será el objetivo prioritario de mi trabajo.*
5. *Respetaré los secretos que me fueren confiados en todo aquello que con ocasión o a consecuencia de mi profesión pudiera haber conocido y que no deba ser revelado.*
6. *Consideraré a mis colegas como a mis propios hermanos y no formularé a la ligera juicios contra ellos que pudieran lesionar su honorabilidad y prestigio.*
7. *No permitiré que prejuicios de religión, nacionalidad, raza, partido político o nivel social se interpongan entre mi deber y mi conciencia.*
8. *No prestaré colaboración alguna a los poderes políticos que pretendan degradar la relación médico-enfermo restringiendo la libertad de elección, prescripción y objeción de conciencia.*
9. *Guardaré el máximo respeto a la vida y dignidad humanas. No practicaré, colaboraré, ni participaré en acto o maniobra alguna que atente a los dictados de mi conciencia.*
10. *Respetaré siempre la voluntad de mis pacientes y no realizaré ninguna práctica médica o experimental sin su consentimiento.*
11. *No realizaré experimentos que entrañen sufrimiento, riesgo o que sean innecesarios o atenten contra la dignidad humana.*

12. *Mantendré la noble tradición médica en lo que a publicidad, honorarios y dicotomía se refiere.*

13. *Procuraré mantener mis conocimientos médicos en los niveles que me permitan ejercer la profesión con dignidad y seguridad.*

14. *Si llegado el día en que mis conocimientos o facultades físicas o sensoriales no fueran las idóneas para el ejercicio profesional no abandonase éste voluntariamente, pido a mis compañeros de hoy y de mañana que me obliguen a hacerlo.*

15. *Hago estas promesas solemne y libremente, bajo Palabra de Honor, en memoria de todos los que creen o hayan creído en el honor de los médicos y en la ética de sus actuaciones.*

Si prefieres una **Versión más clásica del Juramento Hipocrático:**

JURO por Apolo, médico, por Asclepio, y por Higía y Panacea, y por todos los dioses y diosas del Olimpo, tomándolos por testigos, cumplir este juramento según mi capacidad y mi conciencia:

TENDRÉ al que me enseñó este arte en la misma estimación que a mis padres, compartiré mis bienes con él y, si lo necesitara, le ayudaré con mis bienes. Consideraré a sus hijos como si fueran mis hermanos y, si desean aprender el arte médico, se lo enseñaré sin exigirles nada en pago. A mis hijos, a los hijos de mi maestro y a los que se obligaran con el juramento que manda la ley de la Medicina, y a nadie más, les enseñaré los preceptos, las lecciones y la práctica.

APLICARÉ mis tratamientos para beneficio de los enfermos, según mi capacidad y buen juicio, y me abstendré de hacerles daño o injusticia. A nadie, aunque me lo pidiera, daré un veneno ni a nadie le sugeriré que lo tome. Del mismo modo, nunca proporcionaré a mujer alguna un pesario abortivo.

VIVIRÉ y ejerceré siempre mi arte en pureza y santidad. No practicaré la cirugía en los que sufren de cálculos, antes bien dejaré esa operación a los que se dedican a ella. Siempre que entrare en una casa, lo haré para bien del enfermo. Me abstendré de toda mala acción o injusticia y, en particular, de tener relaciones eróticas con mujeres o con hombres, ya sean libres o esclavos.

GUARDARÉ silencio sobre lo que, en mi consulta o fuera de ella, vea u oiga, que se refiera a la vida de los hombres y que no deba ser divulgado. Mantendré en secreto todo lo que pudiera ser vergonzoso si lo supiera la gente.

SI FUERA FIEL a este juramento y no lo violara, que se me conceda gozar de mi vida y de mi arte, y ser honrado para siempre entre los hombres. Si lo quebrantara y jurara en falso, que me suceda lo contrario.

Ultima hora....

Si bien es difícil, si no imposible, saber cuáles cuajaran y cuáles no, están son las ultimas noticias/rumores...

- En diciembre de 2012, La Comisión de Recursos Humanos del Ministerio de Sanidad, Servicios Sociales e Igualdad, ha propuesto un *censo de plazas universitarias* a las facultades de Medicina, para así poder analizar la conveniencia de nuevas facultades y el número de plazas ofertadas en el grado de Medicina (considerando tanto las universidades públicas como privadas de las distintas comunidades autónomas).

- Ese mismo mes, La Conferencia Nacional de Decanos de Facultades de Medicina, ratifica que si bien la directiva europea de reconocimiento de cualificaciones posibilitaría que el **grado** de Medicina pasase a constar de 5 **cursos académicos**, consideran que deben mantenerse los 6 actuales.

- En Marzo 2013, el Ministerio de Educación y las comunidades autónomas acordaron crear **una lista de acceso "común en toda España"** para entrar en el grado de Medicina. Si finalmente se lleva a cabo, funcionará *de forma piloto* el curso 2013-14, y empezaría a funcionar en el curso 2014-15.

- En Marzo 2013, también se anuncia que el **reconocimiento de máster al grado de Medicina** ya se ha enviado para su publicación en breve en el Boletín Oficial del Estado (BOE). *Cuando lo publiquen ya veremos cómo lo solucionan...*

Capítulo 3: El MIR

Medicina 6 = 0

Como ya te he comentado anteriormente, durante tu vida universitaria no solo vas a adquirir habilidades y conocimientos útiles para el ejercicio de tu profesión, sino que también vas a madurar y curtirte como persona crítica y reflexiva. Dentro de este proceso, vas a vivir posiblemente reformas en tu plan de estudios o en tu posterior especialización o en el mercado laboral; y quieras o no, te guste o no, modificaran tu vida y tendrás que opinar sobre ellas. Veras que durante el plazo de tramitación y alegaciones, irán variando muchas veces a extremos opuestos, y al final acabar reflejadas de una manera muy distinta a lo inicialmente propuesto. Vamos un sinfín de *donde dije digo, digo Diego.*

 Yo todavía recuerdo una de las primeras que viví, que precisamente fue la de la *"Medicina 6 = 0".* (*Tranquilo, no voy a empezar a contar batallitas,…. aunque todo llegara…) Solo te voy a explicar lo que supuso y por qué el Graduado en Medicina no te sirve para ejercer, a diferencia que cualquier otra carrera.*

En el año 1994, se produjeron varias *mareas blancas* (*manifestaciones de estudiantes de Medicina con las batas blancas*) con dicho lema *"Medicina 6=0",* ante una directiva europea de 1986 que entraba en vigor el 1 de enero de 1995, y que había que adaptar al sistema educativo español. Dado que la opción final seleccionada por el Ministerio fue la de que el MIR fuese obligatorio para todos, lo único que pedíamos, sin entrar a juzgar modelos, era que a todos los licenciados en Medicina posteriores a 1995 se nos garantizase la formación postgrado exigida para poder tener título y ejercer como médico. El Ministerio alegó que eso era imposible, entre otros porque no había ni presupuesto para tanto salario MIR, ni plazas suficientes en los hospitales para formar a tantos alumnos de Medicina.

La situación era más compleja todavía, dado que además de los estudiantes recién licenciados en Medicina, existía una gran bolsa histórica de unos 11.000 aspirantes al sistema MIR.

La decisión final del Ministerio fue la de *MIR para todos, pero sin garantizar una plaza*, dejando vacuo de sentido el título de graduado en Medicina, y con ello dejando en el aire tu posibilidad de ejercer como médico una vez te gradúes. La única medida transitoria que aprobaron fue la que durante unos años hubo 2 exámenes MIR independientes, uno para acceder a la formación de Medico General, y otro para acceder a la formación MIR de las demás especialidades; su finalidad, al menos teórica, era la de lograr disminuir esa bolsa histórica de aspirantes. *Como ahora ya no existe esta división, no tiene sentido alguno el comentar más al respecto.*

Así, finalmente llegamos a la **situación actual** en la que nuestra vida universitaria en la Facultad de Medicina solo sirve como paso y requisito previo al examen MIR y periodo de residencia, desvirtuándola y quitándole a mi parecer lo que debería ser su esencia; por un lado ya no te faculta para el ejercicio médico; y por otro lado, como es lógico, la facultad de Medicina no funciona como academia MIR, pero eso no obvia la realidad de que tu salida natural al graduarte en Medicina, es hacer el MIR, algo cuando menos inquietante y raro.

Posteriormente, en *septiembre de 2005*, esta circunstancia quedó definitivamente patente en la **Directiva 2005/36/CE del Parlamento y Consejo de Europa**, relativa al reconocimiento de cualificaciones profesionales. Según consta en su Sección 2. Artículo 24 y siguientes. Que es la parte dedicada a los Médicos. Y que te resumo:

- La *formación básica de médico* comprenderá, en total, por lo menos seis años de estudios o 5 500 horas de enseñanza teórica y práctica impartidas en una universidad o bajo el control de una universidad.

- La admisión a la *formación médica especializada* estará supeditada a la conclusión y la convalidación de seis años de estudios en el marco del ciclo de formación básica de medico indicado en el punto anterior. Esta formación médica especializada se realizará a tiempo completo en centros específicos reconocidos por las autoridades competentes. Esta formación supondrá la participación en la totalidad de las actividades médicas del departamento donde se realice la formación, incluidas las guardias, de manera que el especialista en formación dedique a esta formación práctica y teórica toda su actividad profesional durante toda la semana de trabajo y durante todo el año, según las normas establecidas por las autoridades competentes. En consecuencia, esos puestos serán objeto de una retribución apropiada.

- La admisión a la *formación específica en medicina general* también estará supeditada a la conclusión y la convalidación de seis años de estudios en el marco del ciclo de formación básica de medico indicado en los puntos anteriores. La formación específica en medicina general que permita la obtención de títulos de formación expedidos antes del 1 de enero de 2006 tendrá una duración de, por lo menos, dos años a tiempo completo. Para los títulos de formación expedidos después de dicha fecha, tendrá una duración de, por lo menos, tres años a tiempo completo.
La formación específica en medicina general se realizará a tiempo completo bajo el control de las autoridades u organismos competentes. Tendrá un carácter más práctico que teórico. La formación práctica se impartirá, por una parte, durante al menos seis meses en un medio hospitalario reconocido que disponga del equipo y los servicios adecuados y, por otra parte, durante al menos seis meses en un consultorio de medicina general homologado o en un centro homologado de atención médica primaria.

Resumiendo la situación, cuando te **gradúes** en Medicina, tendrás que formarte en una **especialidad** (*porque el médico general, el médico de cabecera de toda la vida, también es desde entonces una especialidad MIR*), superando un nuevo examen en tu camino para llegar a ser Medico, en este caso un examen tipo oposición a nivel nacional, el examen MIR (Médico Interno Residente), por el que se entra a un período de formación sanitaria especializada de 4 a 5 años, (conocido comúnmente como *La Residencia)*, para obtener tu título de Especialista.

Todo esto tratare de explicártelo más detalladamente a continuación.

El examen MIR

Esta es la segunda vez en esta travesía que te enfrentarás a la tensión y nerviosismo de un examen nacional, en el que te lo jugaras todo. Si en el anterior (la selectividad), te jugabas el acceder o no a la universidad y a la carrera de tus sueños, Medicina; ahora, con el temido examen MIR, te jugarás a una sola carta tu futuro, la posibilidad de formarte y ejercer como médico, y el donde y en que especialidad, que será la que ejercerás profesionalmente al terminar.

Como tienes más edad y más experiencia,... te toca más tensión, y te juegas más cosas.... en esta verdadera carrera de obstáculos que es la Medicina. No te voy a engañar, no es una prueba fácil, pero es posible superarla, más cuando a estas alturas ya habrás superado una selectividad con notas astronómicas, y múltiples exámenes y pruebas durante tus 6 cursos de estudios universitarios en Medicina.

No creas que con lo que has estudiado en el grado de Medicina te será suficiente para superar el examen MIR. En esta prueba *no se pregunta Medicina sino* **MIRicina**. Debido a ello, junto a que el examen MIR español *no tiene temario oficial limitado y concreto*, (a diferencia de otros países), lleva a la necesidad y existencia de Academias que te ayudaran en el estudio de esta prueba, dándote un temario que estudiar (*basado en las preguntas y temas más frecuentes, a su libre criterio*), junto con un método de estudio propio de cada una, y realización de simulacros del examen.

Desde el día de tu graduación hasta el día del examen MIR, tienes por delante varios meses de retiro monacal y disciplina, para la preparación y estudio de esta decisiva y dura prueba. Meses en los que a todos nos han pasado por la mente preguntas y temores ya olvidados: ¿Por qué estudiar medicina?, ¡¡quiero dejarlo todo e irme muy lejos!! Dudaras de tus posibilidades o capacidades.... Tranquilo es normal, y podrás con ello. Si no te pasa, es igual o más peligroso, no te confíes y creas que vas sobrado, con esa actitud tienes muchas papeletas de pifiarla el día del examen.

Lo fundamental es organizarse, hay tiempo para todo, y no olvidar lo que te juegas y todos los sacrificios que has hecho para llegar hasta aquí.

¿En qué consiste la prueba?

El examen MIR, es una prueba estatal en la que recibirás una puntuación total resultado de la suma de tu puntuación en el propio examen y la valoración de tus méritos académicos del grado de Medicina. La adjudicación de las plazas se efectúa siguiendo el orden de mayor a menor puntuación total de cada uno de los aspirantes.

La prueba consiste en un ejercicio de preguntas test de respuestas múltiples, cuyos contenidos versan sobre todas las áreas de enseñanza comprendidas en el Grado de Medicina, con 5 opciones y una única respuesta válida.

La **puntuación del examen** se obtiene de acuerdo con las siguientes reglas:

➢ Cada contestación válida recibe una valoración de tres puntos, se resta un punto por cada una de las respuestas incorrectas y se dejan sin valorar las preguntas no contestadas. De esta manera se calcula la valoración particular de tu examen (*VPE*) = *(Nº de respuestas correctas x 3) – Nº respuestas incorrectas Ejemplo: si de las 225 respuestas, has contestado 200, y de ellas has acertado 150, tu VPE seria (150x3) – 50 = 400*

➢ Evaluados todos los exámenes, se halla la media aritmética de las diez máximas puntuaciones particulares obtenidas. A esta media se le asignan 90 puntos.

Tu calificación definitiva del examen se obtiene multiplicando por 90 tu valoración particular y dividiendo por la media aritmética de las diez máximas puntuaciones antes calculada. Esta puntuación final del ejercicio se expresará con cuatro decimales, despreciando el resto.

El **expediente académico** correspondiente a tus estudios universitarios de Grado y Doctorado se valora de acuerdo con las siguientes reglas:

➢ La valoración particular del expediente académico de cada aspirante se calcula aplicando el siguiente **baremo:**
ESTUDIOS DE LICENCIATURA:
Plan antiguo:
Por cada matrícula de honor: 4 puntos.
Por cada sobresaliente: 3 puntos.
Por cada notable: 2 puntos.
Por cada aprobado: 1 punto.
El total de puntos resultantes se dividirá por el número de asignaturas evaluadas, expresándose el cociente con cuatro decimales.
Plan nuevo:
La nota de cada asignatura se ponderará según los créditos de dicha materia. Se valorarán las asignaturas troncales y obligatorias. No se valorarán los créditos de materias optativas y de libre elección / configuración, ni los créditos convalidados. Se aplicará la fórmula:

$$\frac{1\,Ca + 2\,Cn + 3\,Cs + 4\,Cmh}{Ca + Cn + Cs + Cmh}$$

1, 2, 3, 4 corresponden a las calificaciones obtenidas en las asignaturas: aprobado (1), notable (2), sobresaliente (3) y matrícula de honor (4).
Ca, Cn, Cs, Cmh corresponden al número total de créditos que, en la certificación académica personal, estén adscritos a materias troncales y obligatorias, y en las que respectivamente se hayan obtenido las calificaciones de aprobado (Ca), notable (Cn), sobresaliente (Cs) y matrícula de honor (Cmh).

Ejemplo: supongamos que la carrera solo se compusiese de 6 asignaturas, con un total de 60 créditos:
Anatomía, con 10 créditos, y en la que sacaste Notable
Bioquímica con 5 créditos, aprobado
Patología con 5 créditos, sobresaliente
Clínica con 20 créditos, matrícula de honor
Imagen con 15 créditos, aprobado
Estadística con 5 créditos, notable
Tu expediente seria: (2x10 + 1x5 + 3x5 + 4x20 + 1x15 + 2x5)/60 = 2,4166

GRADO DE DOCTOR: Desaparece la puntuación por los estudios de doctorado, sí que se puntúa la calificación obtenida en la tesis doctoral:
Apto: 0,25 puntos
Notable: 0,5 puntos
Sobresaliente: 0,75 puntos
Sobresaliente cum laude: 1 punto.

Con lo que el **baremo académico máximo alcanzable** serian 4 puntos de la carrera + 1 de la tesis doctoral = 5 puntos.

Debes **revisar las Órdenes de tu convocatoria, porque pueden producirse cambios**, de hecho en 2008, BOE de 21 de Febrero de 2008 (Real Decreto 183/2008), se cambió el sistema. Eliminándose como mérito los cursos de doctorado y disminuyendo el peso de la tesis doctoral.

➢ Evaluados los expedientes académicos de todos los aspirantes que hayan realizado el ejercicio, se halla la media aritmética de las diez máximas valoraciones particulares obtenidas. A esta media le corresponden 10 puntos.

Tu puntuación definitiva correspondiente al expediente académico la obtienes multiplicando por 10 y dividiendo por la media aritmética antes calculada, el resultado debes expresarlo con cuatro decimales, despreciando el resto.

La convocatoria

A modo orientativo, vamos usar los **plazos y normas del examen MIR 2012-13**. La convocatoria se publicó en El Boletín Oficial del Estado (**BOE**) del 22 de septiembre de 2012. (Aunque el mes de publicación en el BOE, se ha mantenido en septiembre desde hace años, podría variar, al igual que varía la fecha de celebración de la prueba, que suele ser el último sábado de enero, y en el MIR 2012-13 fue en febrero).

Plazo de presentación de instancias	**Del 25 de Septiembre de 2012 al 4 de Octubre de 2012, ambos inclusive**
Exhibición Relaciones Provisionales de Admitidos	A partir del 14 de Noviembre de 2012
Exhibición Relaciones Definitivas de Admitidos	A partir del 10 de Enero de 2013
Fecha del examen	**Sábado 2 de Febrero de 2013**
Exhibición de Plantillas de Respuesta Correctas	A partir del 11 de Febrero de 2013
Plazo reclamaciones a las Plantillas de Respuestas correctas	12, 13 y 14 de Febrero de 2013
Reunión de las Comisiones Calificadoras	25 y 26 de Febrero de 2013
Exhibición de las Relaciones Provisionales de Resultados	A partir del 1 de Marzo de 2013
Exhibición de las Relaciones Definitivas de Resultados	A partir del 27 de Marzo de 2013
Actos de Asignación de Plazas	**A partir del 9 de Abril de 2013**
Plazo de Incorporación	**20 y 21 de Mayo de 2013**

Ofertándose un total de **6.389 plazas** de formación médica especializada.
A primera vista pueden parecer muchas pero la realidad es que no lo son, además de los *estudiantes* que entran a la carrera cada año, que ya cubrirían esa cifra (en el curso 2012-2013 el número de plazas ofertadas por las facultades de Medicina de España estaba en torno a las 6900), está la *recirculación* de los que quieren optar por una segunda especialidad, la *bolsa* de los que o bien renuncian a su plaza previa por descubrir que no era lo suyo y los que quieren una determinada especialidad a toda

costa, y los *extranjeros* que se presentan al MIR. Esto lleva a que cada año se presenten muchos <u>más aspirantes que plazas</u>, así por ejemplo en la convocatoria 2012-2013, para esas 6.389 plazas, se presentaron **13.664 aspirantes**.

Para poder solicitar la inscripción debes tener tu **título universitario de Licenciado o Graduado en Medicina**, o de la certificación sustitutoria provisional del mismo que te dará al graduarte tu universidad. Y una **certificación académica personal** que también deberás solicitar en tu universidad, en la que figurarán las calificaciones que obtuviste en los estudios de grado/licenciatura de medicina, la fecha de finalización de los mismos y la fecha de abono de los derechos de expedición del correspondiente título.

Dicha certificación incluirá las calificaciones (aprobado, notable, sobresaliente, matrícula de honor) que has obtenido en cada una de las asignaturas que cursaste y, en su caso (cuando se trate de planes de estudio aprobados al amparo del Real Decreto 1497/1987, de 27 de noviembre, o del Real Decreto 1393/2007, de 29 de octubre), el número de créditos de cada una de ellas y el tipo de materia en la que se integra (troncal, obligatoria, optativa, libre configuración).

Para una información más detallada, actualizada, porque hay cosas que varían de unos años a otros, y así saber todos los documentos y como debes aportarlos, debes leerte el BOE completo.

Asimismo, el inscribirte al examen MIR implica pagar la **tasa** de derechos de examen que en 2012-2013 fue de 29,01 euros. (*En el BOE también encontraras algunos supuestos en los que podrías estar exento de pagar las tasas y como justificarlo*).

Localidades de Examen

Al inscribirte, debes solicitar una **localidad para realizar el examen** (*vienen detalladas en el BOE*), no tiene por qué coincidir con la de tu facultad de medicina, escoge la que te sea más próxima o adecuada.

En la convocatoria 2012-13, podías escoger una de las siguientes:

- **ANDALUCÍA:** Granada, Sevilla o Cádiz.
- **ARAGÓN:** Zaragoza.
- **CANTABRIA:** Santander.
- **CASTILLA-LA MANCHA:** Albacete.
- **CASTILLA Y LEÓN:** Salamanca o Valladolid.
- **CATALUÑA:** Barcelona.
- **COMUNIDAD DE MADRID:** Madrid.
- **COMUNIDAD FORAL DE NAVARRA:** Pamplona.
- **COMUNIDAD VALENCIANA:** Valencia.
- **EXTREMADURA:** Badajoz.
- **GALICIA:** Santiago de Compostela.

- **ISLAS BALEARES:** Palma de Mallorca.
- **ISLAS CANARIAS:** Santa Cruz de Tenerife o Las Palmas de Gran Canaria.
- **LA RIOJA:** Logroño.
- **PAÍS VASCO:** Bilbao.
- **PRINCIPADO DE ASTURIAS:** Oviedo.
- **REGIÓN DE MURCIA:** Murcia.

Novedades de la convocatoria 2012-2013

Las novedades más relevantes en la convocatoria 2012-2013, fueron:

- ✓ **El 7% de las plazas ofertadas, podrán ser adjudicadas a aspirantes que hayan acreditado una discapacidad** igual o superior al 33% y hayan optado por el turno específico de aspirantes con discapacidad.
- ✓ **Se establece una nota de corte**. (*Ufff, nos persigue la nota de corte... esto trae malos recuerdos*). Esta nota de corte se fija en el 30% de la media aritmética obtenida por los diez mejores exámenes (*sin tener en cuenta los decimales*). Se entenderá que superaste la prueba, si tu valoración particular del examen es igual o superior a ese 30% de la media de los diez mejores. El resto serán eliminados y no obtendrán número de orden.
- ✓ El **número de preguntas** de los cuestionarios se limita a 225 preguntas más 10 de reserva, manteniendo la duración del examen en 5 horas.
- ✓ **No existe Admisión Provisional a la prueba**. Todos los requisitos de participación deberán cumplirse y acreditarse en el plazo de presentación de solicitudes.
- ✓ El **cupo de las plazas** ofertadas para Médicos que pueden ser ocupadas por **ciudadanos nacionales de países no comunitarios** que carecen de permiso de residencia en España, se reduce, y pasa a ser del **8%** en la primera vuelta ordinaria de asignación de plazas.

Recuerda que si eres extranjero no comunitario, se te exige un nivel superior de idioma español y documentación específica en la acreditación de nacionalidad e identidad.

Finalmente, en la convocatoria 2012-2013 la Media de los 10 mejores exámenes fue 581,6; y la Puntuación de corte 174 (que es el 30 por ciento de la media de las diez mejores notas). El Baremo Académico tuvo una Media de 4,18914.

Recuerda, la puntuación final del examen, se obtiene multiplicando por 90 tu puntuación del examen y dividiendo el producto por la media aritmética de los 10 mejores exámenes. La puntuación final del baremo se obtiene multiplicando por 10 tu baremo y dividiendo el producto por la media aritmética del Baremo académico. La puntuación final se expresa con los primeros cuatro decimales obtenidos, despreciándose el resto.

Curiosidad, en la convocatoria MIR 2012-2013 el número 1, es decir la graduada con mayor puntuación total en el MIR, y por tanto la primera en poder elegir plaza y por tanto la única que realmente podrá elegir lo que quiera entre el total de plazas ofertadas, fue una estudiante graduada en Medicina en Zaragoza, con un expediente académico de 3,9137 sobre 4, y 194 preguntas acertadas de las 225 del examen (la sexta que más preguntas acertó), recuerda que son ambas puntuaciones (baremo + puntuación del examen) las que le han permitido ser la primera. Es decir su puntuación total.

Las **imágenes** en el examen MIR se incluyeron por primera vez en la convocatoria 2010-2011 para darle un carácter más práctico a la prueba, junto con más **casos clínicos**. En el examen MIR 2012-2013 hubo 17 imágenes, y las 34 primeras preguntas hacían referencia a ellas.

Consejos para la preparación y el día del examen

Si te has apuntado a alguna academia, te darán una serie de consejos; los clásicos son: *(ojo no son dogmas de fe, son solo truquillos y recomendaciones, y alguno puede que desfasado con los cambios del MIR, pero eso has de juzgarlo por ti mismo)*

- ✓ En Medicina **no hay verdades absolutas**; los enunciados que incluyen *SIEMPRE, NUNCA...* suelen ser falsos, mientras que los que incluyen *PUEDE, SUELE...* suelen ser los correctos.

- ✓ Es importante que memorices **los signos y síntomas patognomónicos** de las distintas patologías.

- ✓ Los **enunciados más largos y/o con ejemplos** suelen ser los correctos.

- ✓ Cuando dos **respuestas** solo se diferencian en una palabra o son **opuestas**, una de ellas suele ser la correcta.

- ✓ Si hay dos opciones iguales se anulan entre sí (en el MIR sólo una de las respuestas es correcta).

- ✓ Todos los años se **REPITEN algunas PREGUNTAS** o son parecidas (*ojo repiten las preguntas, no las respuestas, lo que debes es conocer el tema, no memorizar las preguntas*)

- ✓ El día del examen y en los simulacros que hagas, **controla el tiempo**. No olvides que tienes 5h de tiempo *improrrogables*, para gran cantidad de preguntas y algunos casos clínicos, y además de contestar a las preguntas debes pasarlas a la plantilla. Elige un método, perfecciónalo y úsalo el día del MIR. *Asegúrate* *siempre de no cometer errores al pasar las respuestas a la plantilla.*

✓ Si ves que **te atascas en una pregunta**, márcala y continúa con las siguientes. Si al acabar tienes tiempo siempre puedes volver atrás e intentarlo de nuevo.

✓ Ojo con repasar y **cambiar respuestas** en el examen, no suele dar resultado satisfactorio, salvo que haya sido un fallo de lectura o al rellenar la plantilla.

✓ Procura **descansar bien** la noche anterior, tendrás que estar 5h seguidas concentrado en el examen.

✓ La **comida** el día del examen debería ser **frugal**. Recuerda que el examen empieza a la hora de la siesta.

✓ **Llega** al lugar del examen con suficiente **antelación** y localiza el aula que te corresponde.

✓ Recuerda llevar un **reloj**, te obligarán a apagar el teléfono móvil, con lo que no podrás usarlo para controlar el tiempo.

✓ No olvides llevar el **DNI** o pasaporte para identificarte en el aula, y el número de mesa y de expediente.

✓ Te permitirán salir al servicio acompañado, y **comer** y **beber**. Lleva algo comestible y bebida, por si te da un bajón.

✓ **No** podrás usar **calculadoras** ni otros dispositivos electrónicos.

✓ Lleva un par de **bolígrafos**, **lápiz** y **goma** de borrar.

✓ Antes de entregar el examen no olvides **firmarlo**.

✓ **No te auto mediques**, no tomes relajantes, etc… no sabes cómo te sentara.

El día de celebración del examen MIR

A partir de las **quince horas, treinta minutos** (catorce horas, treinta minutos en Canarias) del día señalado en la convocatoria para la celebración del ejercicio, las mesas empezaran a llamar a los convocados, al oír tu nombre te presentas, te identifican *(recuerda el DNI y llevar anotado el número de mesa que te corresponde)*, y te asignan un lugar en el aula que te corresponda.

Mientras esperas sentado en el aula, verás cómo entregan los **cuadernos** de examen a cada mesa en un paquete cerrado y precintado (*normalmente una empresa de seguridad*). Recibido el paquete y terminado el llamamiento, tu **mesa** y las demás se declaran definitivamente constituidas a partir de las dieciséis horas (quince horas en Canarias) (*no antes*) e, inmediatamente, en tu presencia, abren el paquete precintado empezando a repartir los cuadernos de examen, indicándote entonces la hora exacta de comienzo del ejercicio, avisándote que tendrás cinco horas improrrogables para realizarlo.

Recuerda escribir, con bolígrafo de tinta indeleble, las contestaciones al cuestionario en la hoja de respuestas, utilizando exclusivamente los signos o guarismos permitidos en el cuaderno. Cualquier anotación a lápiz, confusa, ilegible o que no corresponda a los signos permitidos, será penalizada como respuesta incorrecta.

No está permitido el uso de teléfonos móviles dentro del recinto de examen, ni de cualquier otro dispositivo con capacidad de almacenamiento de información o posibilidad de comunicación mediante voz o datos, una vez iniciado el ejercicio y hasta el final del mismo.

Asimismo, no te estará permitida la utilización de calculadoras.

Durante la celebración del ejercicio no se permitirá el acceso al centro de examen y a las diferentes aulas de personas ajenas al mismo o a los aspirantes que no hayan comparecido al llamamiento (*de ahí que es muy importante que llegues con tiempo de antelación*). No podrás abandonar el aula, salvo causa excepcional e inaplazable, hasta transcurrida una hora del comienzo del ejercicio.

Posteriormente podrás hacerlo momentáneamente en caso de necesidad, autorizado por la mesa, que dispondrá lo necesario para garantizar tu incomunicación. Estas ausencias no te darán derecho a prórrogas en el tiempo hábil para contestar el cuestionario. (*Así que no es recomendable que pierdas tiempo, salvo extrema necesidad*)

Las mesas son las responsables de velar por el buen orden y corrección en el desarrollo del ejercicio, evitando cualquier comunicación entre los examinandos, pudiendo exigirte en cualquier momento, te identifiques.

Terminadas las cinco horas para contestar el cuestionario, las mesas recogerán y sellarán las hojas de respuestas, guardándolas en paquete que precintarán, en presencia de al menos dos de los examinandos, para su posterior entrega a la Dirección General de Ordenación Profesional, del Ministerio de Sanidad, Servicios Sociales e Igualdad.

Si esperas hasta el final, podrás llevarte el cuadernillo de preguntas del examen.

Finalizada la sesión, se levantará acta suscrita por todos los miembros de la mesa, cuyo original se entregará a la Dirección General de Ordenación Profesional, del Ministerio de Sanidad, Servicios Sociales e Igualdad, en la que harán referencia al desarrollo del ejercicio y, en particular, al número de aspirantes presentados y retirados de su práctica, abandonos del aula y cualquier otra circunstancia relevante.

Números de orden últimas plazas 2011-12

PRUEBAS SELECTIVAS 2012/13- NÚMEROS DE ORDEN CON LOS QUE SE ASIGNARON LAS ÚLTIMAS PLAZAS EN LAS CONVOCATORIAS DE PRUEBAS SELECTIVAS 2011

Nota: En las especialidades con (*), se hace referencia a la última plaza dada en Centros en los que se asignan las plazas por el sistema ordinario y que no ejercen derecho a prestar conformidad a los aspirantes

7.217	ALERGOLOGÍA	C.H. DE CÁCERES	CÁCERES
9.618	ANÁLISIS CLÍNICOS	COMPLEJO ASISTENCIAL UNIVERSITARIO DE LEÓN	LEÓN
7.709	ANATOMÍA PATOLÓGICA	COMPLEJO ASISTENCIAL UNIVERSITARIO DE BURGOS	BURGOS
(*) 3.929	ANESTESIOLOGÍA Y REANIMACIÓN	CONSORCI SANITARI DE L'ANOIA. HOSPITAL D'IGUALADA	IGUALADA
3.717	ANGIOLOGÍA Y CIRUGÍA VASCULAR	C.H. XERAL-CALDE	LUGO
(*) 3.493	APARATO DIGESTIVO	H. U. NUESTRA SEÑORA DE LA CANDELARIA	SANTA CRUZ DE TENERIFE
9.621	BIOQUÍMICA CLÍNICA	COMPLEJO ASISTENCIAL UNIVERSITARIO DE SALAMANCA	SALAMANCA
(*) 2.147	CARDIOLOGÍA	H. GALDAKAO	GALDAKAO
2.282	CIRUGÍA CARDIOVASCULAR	C.H. UNIVERSITARIO DE SANTIAGO DE COMPOSTELA	SANTIAGO DE COMPOSTELA
3.758	CIRUGÍA GRAL. Y DEL A. DIGESTIVO	H. GENERAL BÁSICO SANTA ANA	MOTRIL
2.759	CIRUGÍA ORAL Y MAXILOFACIAL	C.H. UNIVERSITARIO DE BADAJOZ	BADAJOZ
3.825	CIRUGÍA ORTOPÉDICA Y TRAUMATOLOGÍA	CONSORCI HOSPITALARI DE VIC	VIC
2.727	CIRUGÍA PEDIÁTRICA	H. UNIVERSITARIO REINA SOFÍA	CÓRDOBA
1.064	CIRUGÍA PLÁSTICA ESTÉTICA Y REPARADORA	C.H. DE CÁCERES	CÁCERES
3.617	CIRUGÍA TORÁCICA	H. CLÍNICO UNIVERSITARIO DE VALLADOLID	VALLADOLID
1.596	DERMATOLOGÍA MÉDICO-QUIRÚRGICA Y V.	COMPLEJO ASISTENCIAL UNIVERSITARIO DE LEÓN	LEÓN
3.803	ENDOCRINOLOGÍA Y NUTRICIÓN	H. UNIVERSITARI ARNAU DE VILANOVA	LLEIDA
7.689	GERIATRÍA	C.H. DE CÁCERES	CÁCERES

8.548	FARMACOLOGÍA CLÍNICA	H. UNIVERSITARIO MARQUES DE VALDECILLA	SANTANDER
5.822	HEMATOLOGÍA Y HEMOTERAPIA	C. H. DE OURENSE	OURENSE
6.030	HIDROLOGÍA MÉDICA	ESCUELA PROFESIONAL DE HIDROLOGÍA	MADRID
8.241	INMUNOLOGÍA	H. UNIVERSITARIO MARQUES DE VALDECILLA	SANTANDER
10.494	MEDICINA DEL TRABAJO	UDMTRAB DE LA COMUNIDAD FORAL DE NAVARRA	PAMPLONA
11.604	MEDICINA FAMILIAR Y COMUNITARIA	UDM ATENCIÓN FAMILIAR Y COMUNITARIA SECTOR BARBASTRO	HUESCA
7.161	MEDICINA FÍSICA Y REHABILITACIÓN	C.H. UNIVERSITARIO DE BADAJOZ	BADAJOZ
5.156	MEDICINA INTENSIVA	COMPLEJO ASISTENCIAL DE SORIA	SORIA
5.790	MEDICINA INTERNA	CONSORCI HOSPITALARI DE VIC	VIC
6.961	MEDICINA NUCLEAR	C.H. UNIVERSITARIO DE SANTIAGO DE COMPOSTELA	SANTIAGO DE COMPOSTELA
9.678	MEDICINA PREVENTIVA Y SALUD PÚBLICA	UDMPYSP DEL COMPLEJO HOSPITALRIO DE CÁCERES	CÁCERES
8.572	MICROBIOLOGÍA Y PARASITOLOGÍA	H. GENERAL DE CASTELLÓN	CASTELLÓN
5.048	NEFROLOGÍA	C.H. UNIVERSITARIO DE BADAJOZ	BADAJOZ
5.095	NEUMOLOGÍA	C.H. UNIVERSITARIO DE BADAJOZ	BADAJOZ
2.174	NEUROCIRUGÍA	H. U. NUESTRA SEÑORA DE LA CANDELARIA	SANTA CRUZ DE TENERIFE
7.404	NEUROFISIOLOGÍA CLÍNICA	H.U. ARABA (H.TXAGURRITXU)	VITORIA/GASTEIZ
(*) 3.877	NEUROLOGÍA	COMPLEJO ASISTENCIAL UNIVERSITARIO DE BURGOS	BURGOS
(*) 3.789	OBSTETRICIA Y GINECOLOGÍA	H. DE FIGUERES	FIGUERES
(*) 3.682	OFTALMOLOGÍA	CENTRE D OFTALMOLOGIA BARRAQUER	BARCELONA
4.224	ONCOLOGÍA MÉDICA	C.H. DE CÁCERES	CÁCERES
5.183	ONCOLOGÍA RADIOTERÁPICA	H. UNIVERSITARI ARNAU DE VILANOVA	LLEIDA
(*) 3.687	OTORRINOLARINGOLOGÍA	H. UNIVERSITARIO DE PUERTO REAL	PUERTO REAL

(*) 3.471	PEDIATRÍA Y ÁREAS ESPECÍFICAS	H. U. NUESTRA SEÑORA DE LA CANDELARIA	SANTA CRUZ DE TENERIFE
5.849	PSIQUIATRÍA	UDM DE SALUD MENTAL DEL COMPLEJO ASISTENCIAL DE PALENCIA	PALENCIA
3.970	RADIODIAGNÓSTICO	H. GENERAL OBISPO POLANCO	TERUEL
4.830	REUMATOLOGÍA	H. MUTUA DE TERRASSA	TERRASSA
3.823	UROLOGÍA	C.H. DE CÁCERES	CÁCERES
10.972	HIDROLOGÍA MÉDICA	ESCUELA PROFESIONAL DE HIDROLOGÍA	MADRID
11.862	MEDICINA EDUCACIÓN FÍSICA	ESCUELA PROFESIONAL DE MEDICINA DE LA EDUCACIÓN FÍSICA Y DEL DEPORTE	MÁLAGA
9.612	MEDICINA LEGAL Y FORENSE	ESCUELA PROFESIONAL DE MEDICINA LEGAL Y FORENSE	BARCELONA

Distribución de plazas 2012/2013 por especialidades según centros

(*) Las celdas hacen referencia a aquellas especialidades en las cuales se ha aplicado cupo autonómico

(**) Incluidas las plazas ofertadas por el Instituto de Salud Carlos III y Ministerio de Defensa

Víctor Julio Quesada Varela
MAMA/PAPA QUIERO ESTUDIAR MEDICINA

ESPECIALIDADES	C.A. de Andalucía	C.A. de Aragón	C.A. de Canarias	C.A. de Cantabria	C.A. Castilla la Mancha	C.A. de Cataluña	C.A. de Extremadura	C.A. de Galicia	C.A. Región de Murcia	C.A. de la Rioja	C.A. de les Illes Balears	C.A. del País Vasco	C.A. del P. de Asturias	C. de Castilla y León	C. de Madrid (**)	C. Foral de Navarra	C. Valenciana	Ciudad Autónoma Ceuta	Ciudad Autónoma Melilla	Sector Público	Sector Privado Sin Concer.	Sector Privado Con Concer.	Total
alergología	2(*)	1	2	1	2	3	2	1(*)	2	2	1	2	0	4	21	2	4(*)	0	0	44	0	0	44
análisis clínicos	15(*)	0	2	1	4	6(*)	3	4	4	2	1	2	2	4	15	2	11(*)	0	0	77	0	0	77
anatomía patológica	16(*)	2	2	3	4	13(*)	3	4	2	1	1	4	2	3	22	2	7	0	0	86	0	1	87
anestesiología y reanimación	43	8	10	6	8	52(*)	6	19	12	1	4	17	5	15	66	4	34	0	0	310	2	3	315
angiología y cirugía vascular	4	1	1	0	1	6(*)	0	4(*)	2	0	0	3	2	1	7	2	2	0	0	34	0	0	34
aparato digestivo	18(*)	4	4	2	6	20	2	5	4(*)	1	2	9	4	8	31	1	12	0	0	134	1	0	135
bioquímica clínica	2(*)	4	1	0	0	7	0	0	0	0	0	3	3	0	7	1	3	0	0	38	0	1	39
cardiología	26(*)	4	8	3	5	23	3	7(*)	5	2	2	7	3	9	30	2	14	0	0	151	0	2	153
cirugía cardiovascular	5(*)	1	0	1	0	3(*)	0	0	0	0	0	1	0	1	6	1	2	0	0	22	0	0	22
cirugía gral. y del a. digestivo	31	6	6	3	6	27(*)	3	8(*)	6	1	3	9	3	6	34	1	20	0	0	173	0	2	175
cirugía oral y maxilofacial	5(*)	1	0	0	0	3(*)	0	0	0	0	0	1	0	1	6	0	2	0	0	28	0	1	29
cirugía ortopédica y traumatología	43	6	5	2	9	37	5	11(*)	6	2	3	10	4	11	37	3	25	0	0	218	6	3	227
cirugía pediátrica	4	1	1	0	0	3	0	2	1	0	0	1	1	1	5	0	3	0	0	23	0	0	23
cirugía plástica estética y reparadora	4(*)	1	1	0	0	6	0	1(*)	0	0	0	2	2	2	6	1	4	0	0	33	0	0	33
cirugía torácica	2(*)	1	0	0	0	0	0	0	1	0	0	1	0	0	3	0	2	0	0	11	0	0	11
dermatología médico-quirúrgica y v	10(*)	1	3	1	4	13	0	4(*)	2(*)	2	2	4	2	5	18	1	8	0	0	76	0	1	77
endocrinología y nutrición	12	2	4	2	7	13	1	4	6(*)	2	2	5	4	4	19	2	6	0	0	75	0	1	76
farmacia hospitalaria	23(*)	3	4	2	2	20(*)	1	8	6(*)	2	2	5	4	8	23	3	13	0	0	134	0	2	136
farmacología clínica	3(*)	0	0	0	1	5(*)	0	2	0	2	0	0	0	1	6	0	0	0	0	15	0	0	15
geriatría	0	4	1	0	5	15(*)	2	2	0	2	2	0	2	1	23	2	0	0	0	55	0	0	55
hematología y hemoterapia	16(*)	4	4	2	2	18(*)	2	6	4	2	0	6	1	6	27	2	11	0	0	117	0	1	118
inmunología	2(*)	0	0	2	0	4	2	2	0	2	2	3	1	2	12	0	1	0	0	26	0	1	27
medicina del trabajo	10	0	2	2	0	4	0	0	3	0	3	6	4	2	26	2	7	1	0	71	0	0	71
medicina familiar y comunitaria	321	58	70	37	70	269	58	93	75	15	35	81	58	110	238	25	156	3	3	1.775	0	0	1.775
medicina física y rehabilitación	15(*)	3	3	1	3	13(*)	4	3(*)	2	0	0	3	2	4	25	1	9(*)	0	0	87	0	0	87
medicina intensiva	25(*)	5	8	5	4	22(*)	7	11	6(*)	2	4	9	4	9	27	2	12	0	0	149	0	0	149
medicina interna	51(*)	10	8	5	9	57(*)	7	11	8	2	4	11	6	20	69	4	27	0	0	309	2	2	313
medicina nuclear	3(*)	2	0	2	4	4	0	2	0	0	0	2	0	3	9	2	3	0	0	32	2	0	34
medicina preventiva y salud pública	11	2	2	1	1	8(*)	0	4	2	0	1	2	1	3	20	1	3	0	0	66	0	0	66
microbiología y parasitología	7(*)	3	4	1	1	5(*)	1	4	2	0	1	3	1	6	20	0	10(*)	0	0	64	0	1	65
nefrología	13(*)	2	4	2	4	14(*)	2	3(*)	2	2	2	4	2	6	19	0	8	0	0	86	0	1	87
neumología	14(*)	4	3	2	1	16(*)	3	4	2(*)	1	2	6	2	7	19	2	11(*)	0	0	100	0	1	101
neurocirugía	4	2	2	2	1	2(*)	0	2(*)	2	0	0	2	2	3	8	1	4	0	0	38	0	1	39
neurofisiología clínica	3(*)	2	4	2	5	8(*)	2	6	4	0	3	6	2	6	11	0	5	0	0	36	0	0	36
neurología	10(*)	4	4	2	12	18(*)	4	11	9	2	5	11	4	8	32	2	9	0	0	118	0	2	120
obstetricia y ginecología	26	5	11	3	6	44(*)	4	10(*)	5	2	5	11	9	13	41	2	27	0	0	255	3	4	262
oftalmología	13(*)	3	4	2	3	22	2	5	2	2	3	5	2	5	38	1	11	0	0	163	3	3	169
oncología médica	5(*)	2	5	2	2	20(*)	2	5	2	0	3	5	1	5	22	1	4	0	0	103	0	2	105
oncología radioterápica	1(*)	2	3	1	2	7(*)	3	2	3	0	1	4	2	4	14	2	4	0	0	46	3	1	50
otorrinolaringología	15	2	3	5	10	14(*)	7	7	2	1	1	4	2	15	15	0	7	0	0	78	0	1	79
pediatría y áreas específicas	69	14	18	1	10	60	7	18	12	2	8	24	7	24	85	4	46	0	0	413	3	2	418
psicología clínica	23(*)	4	2	1	4	22	2	6	4	1	2	5	4	7	24	3	14	0	0	127	1	0	128
psiquiatría	35(*)	6	8	3	6	40(*)	4	12	7(*)	0	5	11	6	15	46	3	23	0	0	228	0	2	230
radiodiagnóstico	34(*)	7	8	3	7	29	4	12	8(*)	0	4	10	6	14	44	0	22	0	0	215	1	2	218
radiofísica hospitalaria	1	0	0	0	0	1(*)	0	0	0	0	0	0	0	0	1	0	0	0	0	4	0	0	4
reumatología	5(*)	1	3	2	0	4	1	2(*)	1	0	0	2	0	2	7	1	2	0	0	31	0	0	31
urología	7(*)	1	3	2	0	9(*)	2	2	0	0	0	2	2	2	15	2	2	0	0	50	0	0	50
urología	14	3	2	1	2	14	2	4	3	0	1	4	2	6	20	2	8(*)	0	0	93	0	0	94
TOTALES:	1.071	201	242	115	224	1.011	145	323	223	43	116	302	161	372	1.330	90	641	4	3	6.617	22	50	6.689

¿Qué especialidad elegir?

Si bien es cierto que los primeros días / semanas tras el examen, podrás y deberías dedicarlos a relajarte y disfrutar de un descanso más que merecido tras el esfuerzo y estrés realizados durante meses, no debes olvidar estar atento a las fechas/plazos de tu convocatoria: a las plantillas de respuestas que salgan, a los plazos de impugnación y reclamación,...

Entonces descubrirás que ahora toca tomar una nueva decisión nada fácil, elegir la especialidad que te gustaría hacer y donde, nada baladí, esto va a marcar tu profesión y por tanto tu futuro.

En tu decisión influirán tanto factores personales, si tienes pareja, si puedes o quieres alejarte de tu comunidad, como académicos: la especialidad que te gusta necesita un número de orden alto (por tener mucha demanda o haber pocas plazas),... Junto a tus habilidades o preferencias médicas, quirúrgicas o una médico-quirúrgica (ORL; Dermatología, Oftalmología....)

La costumbre más habitual es hacer la mochila e ir de gira por los hospitales que sean de tu preferencia, preguntando a los residentes directamente como ven su especialidad en los mismos, y como está la situación económica, formativa y laboral en su comunidad autónoma y centro, es primordial tener información de primera mano. Esto está bien si tienes algunas opciones claras, ¿y si no? Tranquilo, es frecuente que no lo tengas claro, y que puedan cambiar tus preferencias con el tiempo, según vayas recabando información, o incluso en el último momento mientras que esperas tú turno para confirmar plaza. Lo que no debes olvidar, es que ya no puedes posponerlo más.

No te dejes presionar, haz lo que te guste, no te fíes ni de las supuestas preferencias de tus conocidos ni de las especialidades de moda en el momento; tu familia no puede decidir por ti; es tu vida, tu especialidad y tu futuro, no la de los demás. Solo tú conoces tu situación personal, tus preferencias y aversiones. Lo que voy a plantear son solo unas breves pinceladas, o reflexiones personales, que si bien pretenden ayudarte no sé si lo harán o no... de hecho, si me lo preguntas, a mí me gusta mi especialidad, la Medicina familiar y Comunitaria, pero reconozco que hay muchos motivos por los que podrías odiarla, es más, si me preguntas porque escogí esa y no otra, no sabría decírtelo a ciencia cierta; en el momento final, se unen muchas emociones, sensaciones, y es un poco un acto automático de tu subconsciente el decidir y confirmar plaza; de ahí la importancia de que seas aplicado en tus deberes, reflexionando e investigando, llevando estas tareas hechas el día de elección, intentando que los nervios no te jueguen malas pasadas...

A mi parecer, las principales cuestiones sobre las que deberías reflexionar son:

- ✓ Nivel de sacrificio y horas que quieres dedicar a tu trabajo
- ✓ Si Te sientes apto para desempeñar las funciones de esa especialidad
- ✓ ¿Mi número de orden me permite alcanzarla?

✓ Si Tienes responsabilidades o motivos por los que no puedas alejarte de tu residencia habitual

No debes empecinarte solo en lo que quieres, sino también en lo que tienes posibilidades de hacer; intenta ser realista, pero no por ello renuncies a tus sueños, si tienes claro que lo tuyo es la *Neurocirugía en Ponferrada* y estás dispuesto a lograrlo cueste lo que cueste, adelante, pero hazte a la idea de que no será fácil, no olvides que el hombre es el único animal que tropieza dos veces en la misma piedra, si no lo consigues a la primera, reconsidéralo. Es normal que te gusten varias especialidades, no tienes por qué tener solo una preferencia, es más, es lo deseable, ya que salvo que seas el número 1, lo que finalmente logres dependerá de lo que te dejen los anteriores a ti, por lo que es importante y conveniente tener varias opciones y priorizarlas. Como ya te he dicho, solo tú conoces tus gustos, preferencias y posibilidades.

Durante este proceso, puedes llegar a preguntarte ¿por qué hay tantas especialidades?, no debes tomártelo como un problema, no existen para fastidiarte y complicar tu elección, sino más bien, es una ventaja, la variedad posibilita que siempre puedas encontrar una opción adecuada a tus preferencias y/o posibilidades.

No olvides actualizar y renovar tu lista de preferencias con las vacantes, priorizándolas, según vaya avanzando el proceso de elección de plaza.

He elaborado un **pequeño y burdo esquema orientativo**, por si te es útil:

- **Eres sociable, y prefieres el TODO:**
    - Prefieres la mente – *PSIQUIATRÍA*
    - En riesgo Vital – *MEDICINA INTENSIVA*
    - La familia - *MEDICINA FAMILIAR Y COMUNITARIA*
    - Los individuos - *MEDICINA INTERNA*
    - Ancianos - *GERIATRÍA*
    - Jóvenes - *PEDIATRÍA* o *CIRUGÍA PEDIÁTRICA*
    - Currantes - *MEDICINA DEL TRABAJO*
    - Dormido - *ANESTESIOLOGÍA Y REANIMACIÓN*
    - Inerte - *MEDICINA LEGAL Y FORENSE*
    - En creación - *OBSTETRICIA Y GINECOLOGÍA*
    - Paliativo - *ONCOLOGÍA MÉDICA*
- **Eres sociable y prefieres la PARTE:** angiología y cirugía vascular, digestivo, cardiología, cirugía cardiovascular, cirugía Gral., cirugía maxilofacial, cirugía torácica, cirugía plástica, dermatología, endocrinología, hematología, nefrología, neumología, neurocirugía, neurología, oftalmología, otorrinolaringología, reumatología, traumatología, urología, rehabilitación
- **Eres Introvertido:** alergología, análisis, anatomía patológica, bioquímica, farmacología, inmunología, medicina nuclear, preventiva, microbiología y parasitología, neurofisiología clínica, radiodiagnóstico, oncología radioterápica

El día de elección de plaza

¡¡Felicidades!!, tras pasar por todos estos avatares y sacrificios, ha llegado el gran día, es el momento de viajar a Madrid, hasta el Ministerio de Sanidad, y escoger tu plaza. *Sí, es en ese edificio que está enfrente al Museo del Prado, donde te darán el billete para partir rumbo hacia tu futuro inmediato.* No te equivoques, el día que te hayan asignado según tu número de orden en el MIR para elegir plaza, no entraras por la puerta principal sino por una calle lateral (Lope de vega), por la puerta del Auditorio que ahí está.

Según se aproxime la hora de la convocatoria, veras un gentío alborozado a sus puertas. No te fíes de lo que ahí se comente, muchos no te dirán realmente su especialidad preferida ni en donde, y a otros los traicionaran los nervios en el momento de la elección, y/o se verán condicionados por lo que quede en ese preciso instante.

Una vez los bedeles abran las puertas, entraras a una sala, y comenzaran a llamar a los convocados en ese turno por sus nombres y apellidos en pequeñas tandas. De repente, oyes tu nombre, entre empujones avanzas, enseñas tu DNI y te dan un papel con tus datos y número de orden (*la credencial*), y el listado de plazas vacantes tras el turno anterior de elección. Desde ahí serás llevado al salón de actos, donde te sentaras, con una sensación extraña en el estómago. Dado que desde ese momento hasta que llamen al primer convocado, pasaran como mínimo **30 - 40 *minutos, te recomiendo que consultes el listado, y lo personalices con tus preferencias,*** *para estar alerta de ellas y minimizar que los nervios te puedan jugar una mala pasada.*

Pasado ese tiempo, explicaran cómo funciona el proceso de elección y te recordaran que debes apagar el móvil. Asimismo te dirán que no podrás abandonar el Ministerio hasta tener adjudicada tu plaza. Lo único que podrás es salir del salón de actos a una sala anexa, por ejemplo para llamar por teléfono.

Mientras tú estás sentado en la platea, verás que en el escenario central, desde donde te están hablando, hay varias personas en una gran mesa con 4 ordenadores:

- los 2 primeros de la izquierda, que será por donde accedas cuando te llamen (llaman en grupos de 10), te servirán si lo necesitas, para consultar las plazas vacantes y dudas *(yo te recomiendo que vayas tachando las plazas en el listado que tienes, según vayan escogiendo tus compañeros con mejor número, para estar alerta de las que te queden disponibles)*;
- el último ordenador de la derecha es para que TÚ pulses la tecla ENTER, tras comprobar que no hay errores en tu nombre y la plaza que acabas de elegir.

En el momento que alguien confirma plaza, en la pantalla central iras viendo su nombre, su número de orden y lo que ha elegido. Eso mismo te lo leerán por megafonía.

Antes de que los 10 elijan plaza, llamaran a los 10 siguientes, para que la cola no se agote, entonces llega tu turno, oyes tu nombre, bajas, te identificas con la credencial que te dieron a la entrada, y según avanza la cola llegas al ordenador de la derecha, allí les dices *"quiero Anatomía Patológica en el Complejo Hospitalario Universitario de Santiago, en Santiago de Compostela"* (O la que sea tu preferencia y quede libre en ese momento). Tras eso, veras en la pantalla del ordenador tú número de orden, tu nombre, la especialidad que les has pedido, el hospital que escogiste y la ciudad. Compruebas que son tus datos y que pone *"Anatomía Patológica en el CHUS en Santiago de Compostela"*. Y oirás como te preguntan: *¿Estas conforme?* Ya solo *te resta decir que si y pulsar tú mismo la tecla ENTER;* esto equivale a FIRMAR la solicitud de plaza y a partir de ese momento ya no puedes cambiarla.

Entonces y solo entonces, descubrirás que lo que querías era Cardiología en Huesca, y no la anatomía patológica en Santiago,…. Es MUY IMPORTANTE que lleves el listado de tus preferencias pensado y escrito de antemano, porque una vez te llamen y estés ante el ordenador no hay pausas, tan solo tendrás unos segundos, a lo sumo un par de minutos para decir lo que quieres y pulsar ENTER.

Sales de la sala y fuera te dan un folio con otra credencial, donde constan los datos que acabas de leer en pantalla por duplicado. Una de las mitades es para ti y la otra para que presentes en el centro de destino cuando te incorpores. También te darán el programa de la especialidad elegida. El Libro del Residente si procede. Y una "Guía del Residente", que incluye la legislación vigente en materia de Formación Sanitaria Especializada.

Si has elegido plaza en las especialidades de Medicina Familiar y Comunitaria, Medicina del Trabajo y Medicina Preventiva y Salud Pública, se te adjudicará una Unidad Docente, no un Centro en concreto; la elección del mismo la realizarás el día de firma de contrato en tu Unidad Docente, en una reunión en la que estén todos los que se les haya asignado plaza en dicha unidad docente y ahí elegirás el centro según el mismo número de orden obtenido en el MIR. Lo que si te darán es la dirección y el teléfono de la Unidad Docente, para que te pongas en contacto cuanto antes con ellos y te informen de cuando y como se realizara esa elección de centro.

El plazo de incorporación a tu plaza, es el mismo para todos, sea cual sea la especialidad o el tipo de centro (Hospital, Unidad Docente o Escuela Profesional), y salvo unos casos muy concretos y excepcionales y que has de justificar, improrrogable.

Debes saber que puedes ***dejar pasar tu turno*** de orden de solicitud de plaza y reincorporarte más tarde. Bien porque no comparezcas el día que te convoquen e ir días más tarde (*como si tuvieses peor número*), bien por decidirlo así en la Mesa cuando te llamen, puedes reincorporarte en cualquier momento, solicitándolo a la Mesa y siempre que queden aún plazas vacantes. *Puede parecerte absurdo, pero esto es más habitual de lo que podrías imaginarte, suelen ser personas que quieren elegir al mismo tiempo que su pareja y dejan correr los números y la cola para hacer la elección justo antes que ella y asegurarse estar ambos en el mismo hospital (eso es amor…)*

La Troncalidad

También tocan tiempos de renovación a nivel del MIR, si bien **todavía no hay nada definitivo; todo es susceptible de cambiar**, y no existen fechas concretas. Basándonos en el último **borrador** del Real Decreto de Troncalidad publicado en **diciembre** de **2012**, pasado el periodo de alegaciones, el subdirector general de Ordenación Profesional, comentó a primeros de Marzo de 2013, *que la troncalidad no se implantará hasta como mínimo el 2015*, de cumplirse este plazo (no es la primera vez que se ponen plazos que luego no se cumplen) los primeros en recibir el nuevo proyecto serán los que en Marzo de 2013 estudian cuarto de Medicina, dado que el Ministerio todavía está analizando las múltiples alegaciones.

¿Y esto que supone? Pues supone complicar todavía más el acceso a la especialidad médica. Hasta ahora la formación sanitaria especializada suponía:

Tras graduarte, hacer el examen MIR, elegir plaza (especialidad y centro) y tras los años de residencia (formación sanitaria especializada) obtener tu título de especialista.

Con el modelo troncal propuesto en el borrador:

La **troncalidad** implica dividir la formación sanitaria especializada en **dos periodos:**

- **un periodo *troncal* inicial**, cuya duración no podrá ser inferior a dos años y no se podrán realizar en el rotaciones externas
- y **otro *específico* en la especialidad de que se trate,** a continuación.

Esto posibilita la **reespecialización**, si tu quisieras al terminar tu especialidad, volver a presentarte para hacer otra del mismo tronco, ya pasarías directamente al periodo especifico sin tener que repetir el periodo troncal, pero están por definir los criterios y las plazas que ofertarían para ello. Por ejemplo en el borrador aparecen algunas limitaciones, como son, entre otras:

- ➤ Los especialistas en activo, con al menos cinco años de ejercicio profesional como tales, podrán obtener un nuevo título de especialista en especialidad del mismo tronco que la que posean.
- ➤ El cupo anual de plazas en formación que integrará la oferta de reespecialización para todo el Estado, no podrá ser superior al 2% de las ofertadas anualmente para la totalidad de las especialidades troncales.
- ➤ No se podrá acceder al tercero ni a sucesivos títulos de especialista por este procedimiento, hasta trascurridos al menos ocho años, desde la obtención o denegación del anterior por haber sido evaluado negativamente.

Gran número de **alegaciones** a este real decreto son debidas a la creación, supresión, fusión, o cambio de denominación de **troncos**, y de las **especialidades** que se integran en cada uno de ellos. Y la creación o no de nuevas especialidades, como por ejemplo la de urgencias y el cómo se accederá a ella.

La **evaluación** del último año de tronco podrá ser positiva, negativa recuperable, o negativa. Tendrá el carácter de evaluación final de tronco, y se llevará a cabo por el comité de evaluación al concluir el noveno mes del último año del periodo troncal.

- ✓ La **evaluación positiva** del periodo troncal permitirá que el residente realice una estancia, durante los tres últimos meses del periodo troncal, elegida conjuntamente con su tutor en áreas de especial interés para su formación. Concluida la estancia, el residente continuará con el periodo de formación específica de la especialidad elegida.
- ✓ Cuando la **evaluación** del periodo troncal sea **negativa recuperable**, la recuperación se llevará a cabo dentro de los tres últimos meses del periodo de formación troncal. La evaluación positiva del periodo de recuperación permitirá al residente iniciar el periodo de formación específica.
- ✓ No superando el tronco, en los supuestos de que el periodo de recuperación sea evaluado negativamente o de que la **evaluación** del periodo formativo troncal sea **negativa.**

La elección de tronco y especialidad se realizará a nivel estatal en dos fases. En la primera fase se elegirá tronco y unidad docente troncal, la segunda fase se llevará a cabo una vez cursado el tronco y obtenida una evaluación positiva en éste. En esta segunda fase para la elección de unidad docente y especialidad, se ofertarán todas las plazas en formación de las especialidades incluidas en la convocatoria anual en la que se eligió tronco y unidad docente troncal.

Los aspirantes, que en el momento de elección de la especialidad tengan en suspenso su contrato formativo por alguna de las causas previstas en la legislación aplicable, o hayan sido objeto de una evaluación negativa recuperable o de prorroga en su periodo formativo, elegirán plaza, aun cuando no hayan sido evaluados en el periodo formativo troncal, en la segunda fase al mismo tiempo que los de su promoción que también hayan concluido dicho periodo habiendo sido evaluados positivamente.

Las plazas afectadas por lo previsto en este supuesto se considerarán reservadas con la condición de que el aspirante obtenga una evaluación positiva del periodo formativo troncal, procediendo su incorporación a la plaza asignada para cursar el periodo de formación específica, previa comunicación a la correspondiente comisión de docencia, en el momento en el que esta última lo considere conveniente según las circunstancias que concurran en cada caso.

Las plazas en formación de especialidades no troncales se elegirán en una única fase antes de iniciar el periodo formativo.

Las plazas que resulten vacantes con posterioridad a los actos de adjudicación, en primera o en segunda fase, por no ser elegidas por los aspirantes o por la renuncia expresa o tácita de aquéllos a los que se les hubiesen adjudicado, no se proveerán nuevamente en la misma convocatoria. No se permitirá la permuta de plazas entre aspirantes ni el traslado de centro ni unidad docente, salvo en el supuesto de desacreditación u otros supuestos excepcionales previstos por la legislación aplicable.

Otra de las novedades será la **creación y modificación de títulos de especialista**, por ejemplo:

> ➤ Se crea el título oficial de Médico Especialista en Psiquiatría del Niño y del Adolescente, que se integrará en el Tronco de Psiquiatría.
> ➤ Se crea la especialidad pluridisciplinar de "Análisis Clínicos y Bioquímica Clínica" procedente de la fusión de las especialidades de Análisis Clínicos y Bioquímica Clínica. A la nueva especialidad podrán acceder los graduados/licenciados en Medicina, en Farmacia o en el ámbito de la Biología, y de la Química.
> ➤ Se crea la especialidad pluridisciplinar de "Genética Clínica". Esta y la anterior se integrarán en el Tronco de Laboratorio y Diagnóstico Clínico.

A partir de la convocatoria de pruebas selectivas 2015 para el acceso en 2016 a plazas de formación sanitaria especializada no se ofertaran plazas en formación en régimen de alumnado de las especialidades de Hidrología Médica, Medicina de la Educación Física y el Deporte, Medicina Legal y Forense y Farmacia Industrial y Galénica.

Relación de especialidades médicas y pluridisciplinares que se adscriben al sistema formativo troncal clasificadas por troncos:

1. Tronco nº 1: Tronco Médico (TCM)

Duración: 2 años.

Especialidades que lo integran: • Alergología • Anestesiología y Reanimación • Aparato Digestivo • Cardiología • Endocrinología y Nutrición • Farmacología Clínica • Geriatría • Hematología y Hemoterapia • Medicina del Trabajo • Medicina Familiar y Comunitaria • Medicina Física y Rehabilitación • Medicina Intensiva • Medicina Interna • Medicina Preventiva y Salud Pública • Nefrología • Neumología • Neurofisiología Clínica • Neurología• Oncología Médica • Oncología Radioterápica • Reumatología

2. Tronco nº 2: Tronco Quirúrgico (TCQ)

Duración: 2 años.

Especialidades que lo integran: • Angiología y Cirugía Vascular • Cirugía Cardiovascular • Cirugía General y del Aparato Digestivo • Cirugía oral y maxilofacial • Cirugía Ortopédica y Traumatología • Cirugía Pediátrica • Cirugía Plástica, Estética y Reparadora• Cirugía Torácica • Neurocirugía • Urología

3. Tronco nº 3: Tronco de Laboratorio y Diagnóstico Clínico (TCLDC)

Duración: 2 años.

Especialidades que lo integran: • Análisis Clínicos y Bioquímica Clínica • Genética Clínica • Inmunología • Microbiología y Parasitología

4. Tronco nº 4: Tronco de Imagen Clínica (TCIC)

Duración: 2 años

Especialidades que lo integran: • Medicina Nuclear • Radiodiagnóstico

5. Tronco nº 5: Tronco de Psiquiatría (TP)
Duración: 2 años.
 Especialidades que lo integran: • Psiquiatría • Psiquiatría del Niño y del Adolescente

Relación de especialidades médicas y pluridisciplinares que no se adscriben al sistema formativo troncal

• Anatomía Patológica. • Dermatología Médico-Quirúrgica y Venereología. • Obstetricia y Ginecología. • Oftalmología. • Otorrinolaringología. • Pediatría y sus Áreas Específicas. • Radiofarmacia. • Radiofísica.

LAS ÁREAS DE CAPACITACIÓN ESPECÍFICA (ACE)

Esta es otra de las novedades, si bien las áreas de capacitación específica, ya estaban previstas en el artículo 3 del Real Decreto 127/1984, de 11 de enero, por el que se regulaba la formación médica especializada, nunca llegaron a desarrollarse debido a que el objetivo prioritario fue desarrollar y consolidar el sistema formativo de residencia actual. Estas ACE posibilitaran la alta especialización de los profesionales, y serán un elemento natural de profundización o ampliación de la práctica profesional de los especialistas mediante la adquisición de competencias avanzadas a través de un programa formativo específico. Se exigen al menos dos años de ejercicio profesional en la especialidad de acceso, como requisito previo para acceder a un área de capacitación específica.

Las ACE serán:

- **Enfermedades Infecciosas.** Especialidades desde las que se podrá acceder: Medicina Interna y Médicos especialistas en Microbiología y Parasitología.
- **Hepatología.** Especialidades desde las que se podrá acceder: Aparato Digestivo y Medicina Interna
- **Neonatología.** Especialidad desde la que se podrá acceder: Pediatría y sus Áreas Específicas
- **Urgencias y Emergencias.** Especialidades desde las que se podrá acceder: Medicina Interna, Medicina Intensiva, Medicina Familiar y Comunitaria

Hay algunas **cuestiones no** suficientemente **clarificadas** en el borrador. Así, parece deducirse que en futuras convocatorias MIR, no tienen por qué aumentar las **plazas MIR**, pese a crearse nuevas especialidades y ACE (que también se realizaran por el sistema de residencia). El borrador también prevé que la evaluación final troncal con el tiempo sea una **ECOE** o al menos una prueba de ese tipo.

Capítulo 4: La Residencia

Médico Interno Residente

Como ya vimos, en España tras pasar el examen MIR y escoger la plaza, se te presentan 4 o 5 años de formación sanitaria especializada, conocidos popularmente como *La Residencia*.

Llego el momento de *hacerte familiar con multitud de siglas*, las imprescindibles nada más empezar son *R1, R2, R3, R4, R5, co-R,...* Tranquilo, no he decidido cambiar de libro y empezar a escribir una novela de ficción, no se trata de androides, aunque muchas de las cosas que has leído hasta ahora lo puedan parecer. Nuestros compañeros residentes llaman a cada año de especialidad por la sigla R seguida del número del año de Residencia en el que están en ese momento y los co-R no son nada más ni nada menos que los compañeros de mismo año de residencia.

¡Que la fuerza te acompañe!

En esta nueva etapa, se te abrirá un nuevo mundo ante ti, lo primero a asumir es que **ya NO eres un estudiante de Medicina, sino un Médico Interno Residente**, tu contrato como MIR, es mixto, laboral y docente, por ello, si bien prima la parte docente (dado que estas formándote) tienes también una actividad asistencial, y por ello un salario y unas responsabilidades crecientes (*según vas pasando los años y eres R mayor*).

No desperdicies estos años, porque si bien te puede parecer que estas solo, no lo estas, siempre tendrás un tutor, adjunto, o compañero al que poder preguntar, y se asume que no tienes que saber todo, y por ley tienen que darte formación y ese apoyo. *Me gusta comparar estos años de Residencia como el hacer un trayecto, pero en vez de hacerlo a ras de suelo, hacerlo como un trapecista en equilibrio en la cuerda floja*, es normal que sientas temor y que descubras que eres ignorante en muchas cosas (*lo contrario sería lo anómalo y peligroso*), debes aprovecharlo para descubrir tus carencias y tratar de suplirlas, porque si bien estas en la cuerda floja *existe red de seguridad*. Si en vez de aprovechar la residencia simplemente pasas por ella, te encontraras en la misma cuerda floja al terminar tu residencia, con el agravante de que ahí ya no hay red, sino que después la persona que va a tener que contestar dudas y ayudar a sostener la red de los demás, eres tú. *NUNCA lo olvides.*

Durante estos años tendrás guardias, tus horarios serán variables; además de la actividad asistencial, asistirás a cursos... No desesperes, no estás solo, apóyate en tus residentes mayores, serán los que mejor te comprenderán, ellos mismos han pasado hace poco por lo que mismo que tú. Y no olvides hacer lo mismo cuando tú seas el residente mayor.

Tú primera guardia

Una de las primeras experiencias traumáticas que vivirás serán las **guardias**. El primer día te sentirás como un burro en una cacharrería, es normal, papeleo desconocido, los boxes un laberinto, las enfermeras te preguntaran dosis, vía de administración... y te sonaran a chino... Tranquilo, las **normas básicas** para sobrevivir son: PREGUNTAR, PREGUNTAR y PREGUNTAR. NO hagas nada que no sepas sin consultar por miedo a preguntar. Has de ser HUMILDE, reconocer tus carencias y preguntar a tus adjuntos o Residentes mayores. Verás que no pasa nada, es lo normal, estas formándote.

Una buena idea es que compres un **manual de urgencias** y le eches un vistazo antes de este fatídico día (hay muchos y muy buenos, p.ej. el MOYA MIR, el Jiménez Murillo,...), pregunta el que suelan usar en tu hospital (es más, en algunos hospitales existen manuales, normalmente patrocinados por laboratorios, escritos por compañeros tuyos de otros años). Otra cosa recomendable es que lleves una libreta de bolsillo y empieces a confeccionar tu cuaderno de chuletillas, todos lo hemos tenido, y luego no te separarás de él, *La **famosa Libreta de Residente***; cosa que preguntes la vas apuntando: dosis de insulina para una hiperglucemia,... lo apunto.... Como solicito una radiografía.... Lo apunto.... (Con el tiempo iras recurriendo menos a lo que has anotado, pero la sensación de seguridad que te da es impagable)

Otros consejos útiles:

- Hazte con un buen método para hacer <u>historias clínicas</u>. (El orden de las preguntas y exploración lo eliges tú, pero siempre hazlo de la misma manera)
- No olvides preguntar y comprobar las <u>ALERGIAS</u> antes de poner un tratamiento. (Y si es una chica joven, la fecha de la última regla, *no vaya a estar embarazada*).
- Lo fundamental en urgencias, es distinguir lo urgente de lo no urgente, y usar el tan repetido <u>ABCD</u> (*ya ves, sirve para algo más que para que te lo repitan incesantemente en la carrera*) (A saber: Vía aérea, Respiración, Circulación y Evaluación Neurológica)
- NUNCA olvides anotar las <u>constantes:</u> frecuencia cardiaca, frecuencia respiratoria, Tensión arterial y temperatura. (Son muy fáciles de obtener, te darán mucha información y sobre todo, si no las apuntas, en caso de empeoramiento, no tendrás con que compararlas)
- Si cometes algún <u>error</u>, no te desanimes, aprende de ellos y procura no repetirlos.
- <u>Nunca minimices los síntomas y/o los signos</u> del paciente.

Las Especialidades

El programa formativo completo de cada especialidad lo puedes consultar en la página web del Ministerio de Sanidad, Servicios Sociales e Igualdad (www.msps.es). Aquí solo te daré unas pinceladas orientativas en cuanto a duración y características, de cada una.

Alergología

Es la especialidad médica que comprende el conocimiento, diagnóstico y tratamiento de la patología producida por mecanismos inmunológicos.

Duración de la formación: 4 años.

Rotaciones: es una especialidad multidisciplinar, rotaras por varias áreas.

- Área genérica: Medicina Interna (6 meses) y Pediatría (5 meses). R1-R2.
- Área propia: Alergología: R2, R3, R4. Comprende:
    o Alergia: 25 meses.
    o Técnicas de la especialidad: «In Vivo» 2 meses, Inmunoterapia 1 mes.
- Áreas específicas de conocimiento:
    o Inmunología: 5 meses (incluye técnicas «In Vitro»).
    o Neumología: 3 meses.
    o Dermatología: 2 meses.
    o ORL: 2 meses.
- Rotaciones opcionales (a escoger hasta completar 48 meses):
    o Radiodiagnóstico: 1 mes.
    o UCI: 1 mes.
    o Anestesiología y Reanimación: 1 mes.
    o Aparato Digestivo: 1 mes.
    o Gestión clínica: 1 mes.

Guardias:

- Durante el primer año de residencia, las guardias se realizarán en Medicina Interna, Pediatría y sus Áreas Específicas y Puerta.
- Durante los tres años siguientes las guardias se realizarán en Neumología, Dermatología y Alergología.

Las horas que se presten en concepto de atención continuada en el Servicio de Alergología durante los últimos años de formación podrán destinarse, cuando así lo requieran las necesidades docente-asistenciales del centro, a la realización de actividades complementarias de las que se llevan a cabo en el servicio durante la jornada ordinaria. Se recomienda que el número de guardias a realizar sea entre 4 y 6 mensuales.

Análisis Clínicos

Es la especialidad que, desde el profundo conocimiento de la fisiopatología humana y de los métodos de análisis de muestras biológicas de origen humano, tiene como misión generar información de utilidad para la clínica en los siguientes aspectos:

a) Distinguir los estados de salud y de enfermedad.

b) Ayudar al correcto diagnóstico de las enfermedades.

c) Contribuir al establecimiento del pronóstico de las mismas.

d) Facilitar el seguimiento clínico.

e) Asegurar la eficacia del tratamiento aplicado

<u>Se puede acceder también desde</u> Biología, Bioquímica, Farmacia, y Química.

Duración de la formación: 4 años.

Rotaciones: A título orientativo, la duración de las rotaciones principales será de: Bioquímica Clínica, 18 meses; Hematología y Hemoterapia, 9 meses; Microbiología y Parasitología, 9 meses; Inmunología, de 3 a 6 meses, y Genética, de 3 a 6 meses. Se aconseja una rotación externa al final del período de formación que dure entre 3 y 6 meses.

Guardias: de laboratorio. Se recomiendan realizar entre 4 y 6 al mes.

Anatomía Patológica

Es la rama de la Medicina que se ocupa a través del estudio de muestras biológicas, de las causas, desarrollo y consecuencias de las enfermedades, por medio de técnicas morfológicas y en su caso de otras que las complementen. El fin primordial es el diagnóstico correcto de autopsias, biopsias, piezas quirúrgicas y citologías.

Duración de la formación: 4 años.

Rotaciones: dentro de las secciones del Servicio si las hubiera, o bien en Servicios del propio hospital o de otros. También se podrá hacer por especialidades o unidades afines como Genética, Biología Molecular, Inmunología, Radiología, Microbiología, Hematología, etc. Durante el último año de residencia es conveniente que se realice una rotación en algún país extranjero.

Guardias: Los residentes prestarán servicios en concepto de *atención continuada* en las unidades asistenciales por las que roten y preferentemente en los servicios de Anatomía Patológica. Cuando sea necesario realizar guardias, se recomiendan entre cuatro y seis mensuales.

Anestesiología y Reanimación

Es una especialidad médica que tiene como objetivos el estudio, docencia, investigación y aplicación clínica de:

a) Métodos y técnicas para hacer insensible al dolor y proteger al paciente de la agresión antes, durante y después de cualquier intervención quirúrgica y obstétrica, de exploraciones diagnósticas y de traumatismos.
b) Mantener las funciones vitales en cualquiera de las condiciones citadas y en los pacientes donantes de órganos.
c) Tratar pacientes cuyas funciones vitales estén gravemente comprometidas, manteniendo las medidas terapéuticas hasta que se supere la situación de riesgo vital de dichas funciones.
d) Tratamiento del dolor de cualquier etiología, tanto aguda como crónica.
e) La reanimación en el lugar del accidente y la evacuación de accidentados o pacientes en situación crítica.

Duración de la formación: 4 años.
Rotaciones:

- Durante el *primer año de formación*, el residente deberá rotar por las Unidades de Cardiología, Neumología, Radiodiagnóstico y Nefrología.
- Durante el *segundo, tercero y cuarto año de residencia*:
    - Rotación por las distintas especialidades quirúrgicas, que incluyen la práctica de anestesia: Cirugía General y Aparato Digestivo. Urología. Traumatología y Cirugía Ortopédica. Cirugía Plástica y Reparadora (Quemados). Obstetricia y Ginecología. ORL. Oftalmología. Cirugía Maxilofacial. Angiología y Cirugía Vascular. Cirugía Cardiovascular. Cirugía Torácica. Cirugía Pediátrica.
    - Rotación en Cirugía Ambulatoria.
    - Rotación por Unidad del Dolor.
    - Rotación por Reanimación.

Guardias: como mínimo cuatro al mes en la especialidad, dentro del plan del Servicio.

Angiología y Cirugía Vascular
Es una especialidad médico-quirúrgica dedicada al estudio, prevención, diagnóstico clínico e instrumental y tratamiento de la patología vascular. Los objetivos y campo de acción propios abarcan las enfermedades orgánicas y/o funcionales del sistema arterial, venoso (Flebología) y linfático (Linfología). Son únicamente excluidas de sus competencias el corazón y arterias intracraneales.
Duración de la formación: 5 años.

Rotaciones: existen rotaciones obligatorias y opcionales que se citan a continuación:

- 1.er año de residencia:
    - Primer semestre: 6 meses (obligatorios) en Cirugía General y del Aparato Digestivo.

- o Segundo semestre: 2 meses (obligatorios) en Radiodiagnóstico (Angiografía Digital, Flebografía, RMN y TAC) y 2 meses (obligatorios) en la Unidad de Cuidados Intensivos o Reanimación quirúrgica.
- 2.º año de residencia:
  - o Dos meses opcionales en Medicina Interna o especialidades médicas (Cardiología, Nefrología, Neurología y Endocrinología).
  - o Segundo semestre: 4 meses en Cirugía General y del Aparato Digestivo (opcionales) 2 meses (opcionales) en Técnicas Laparoscopias.
- 3.er año de residencia:
  - o Primer semestre: Un mes (opcional) en Cirugía Plástica, Estética y Reparadora.
  - o Dos meses en Cirugía Cardiaca (obligatorios).
  - o Un mes en Cirugía Torácica (obligatorio).
- 5º año de residencia: El Residente de 5º año no podrá realizar rotaciones externas durante el segundo semestre de su formación.

Guardias: de la especialidad durante los 5 años de su formación, salvo en el primer año, que podrá realizar guardias de Cirugía (las guardias de puerta en esta última especialidad no deberán ser superiores a 1 mes). Se recomienda que el número de guardias sea entre cuatro y seis mensuales.

Aparato Digestivo

Se ocupa de las enfermedades del tubo digestivo (esófago, estómago, intestino y zona ano-rectal), hígado, vías biliares, páncreas y peritoneo y concretamente, de su etiología, epidemiología, fisiopatología, semiología, diagnóstico, pronóstico, prevención y tratamiento.

Aparato Digestivo es una especialidad muy amplia, que incluye: la Gastroenterología Clínica, la Hepatología Clínica y la Endoscopia. Muchos de sus métodos diagnósticos y terapéuticos son comunes a los usados en la Medicina Interna y otras especialidades afines. No obstante, existen métodos diagnósticos y terapéuticos que son inherentes a la especialidad como la obtención de muestras de tejido mediante biopsias percutáneas o a través de procedimientos endoscópicos, la ecografía y endoscopia digestiva diagnóstica y terapéutica, la manometría y pHmetría esofágicas, la manometría rectal, la hemodinámica hepática y las pruebas de función digestiva.

Duración de la formación: 4 años.
Niveles de responsabilidad:

- *Nivel 1*: son actividades realizadas directamente por el residente sin necesidad de una tutorización directa. El residente ejecuta y posteriormente informa.
- *Nivel 2*: son actividades realizadas directamente por el residente bajo la supervisión del tutor. El residente tiene un conocimiento extenso, pero no

alcanza la suficiente experiencia como para hacer una técnica o un tratamiento completo de forma independiente.

- *Nivel 3*: son actividades realizadas por el personal sanitario del centro y/o asistidas en su ejecución por el residente.

Rotaciones: Se dividen en varios periodos:
Período de formación genérica (12 meses, computando período vacacional).

- Primer año de residencia.
  - ✓ Rotación por Medicina Interna o especialidades médicas afines (UCI, Radiodiagnóstico, Cirugía, Oncología, Anatomía Patológica, Nutrición, u otras). Estas rotaciones deben distribuirse según las características propias del centro, y de acuerdo con el criterio del Tutor de Residentes. La duración mínima de cada una de estas rotaciones será de dos meses.

Período de formación específica (36 meses de duración total).

- Segundo año de residencia: clínica digestiva (sala de hospitalización, hospital de día, interconsultas hospitalarias). Se precisa una rotación mínima de doce meses.
- Tercer año de residencia. Endoscopia, ecografía abdominal y exploraciones funcionales. Se precisa un período total de doce meses.
  a) Endoscopia básica: un mínimo de seis meses.
  b) Ecografía abdominal básica: un mínimo de dos meses.
  c) Endoscopia avanzada, ecografía abdominal avanzada, técnicas terapéuticas, exploraciones funcionales: un mínimo de tres meses.
- Cuarto año de residencia.
  a) Consultas externas: durante el último año el residente tendrá una responsabilidad de nivel 1 en la consulta al menos durante dos meses.
  b) Unidades específicas de proceso: en dependencia de las condiciones locales el residente rotará por la Unidad de Semicríticos-Sangrantes, Unidad de Trasplante Hepático, Unidad de Cáncer Digestivo, Unidad de Enfermedad Inflamatoria Intestinal o bien otras unidades de proceso. Cada rotación abarcará un período mínimo de dos meses.
  Idealmente, la asistencia intra y extra-hospitalaria debe poder simultanearse, a fin de mejorar el control y el seguimiento de los pacientes.
  En la medida de lo posible debe favorecerse la realización, preferentemente en los últimos años de residencia, de períodos de rotación en otros hospitales, de acuerdo con la normativa vigente y con objetivos formativos específicos.

Formación en protección radiológica.
Rotación por atención primaria.
Guardias: Con carácter general las guardias tienen carácter formativo aconsejándose realizar entre cuatro y seis mensuales.
Guardias durante el período de formación genérica.

Se realizarán guardias en unidades de urgencias y de medicina interna con un nivel de responsabilidad 3 (R1).

Guardias durante el periodo de formación específica.

Con carácter preferente, se realizarán guardias en Medicina Interna con un nivel de responsabilidad 1, 2 o 3, según las características del residente y año de formación. Si la unidad docente contara con guardias de digestivo, éstas se realizarán en esta unidad a partir del segundo año, si no fuera así, se efectuarán en el servicio de medicina interna.

A partir de la rotación por las Unidades Especiales (Sangrantes, Trasplantes, o similares), si el Servicio dispusiera de estas, y hasta el final de la residencia se realizarán guardias en este área, reduciendo las guardias en medicina interna o en digestivo.

Los Hospitales que no cuenten con guardias de digestivo ni con unidades especiales, podrán llegar a acuerdos con las gerencias de otros hospitales de la misma Comunidad Autónoma para que los residentes puedan realizar algunas guardias en tales centros.

Bioquímica Clínica

Es la especialidad que se ocupa del estudio de los aspectos químicos de la vida humana en la salud y en la enfermedad, y de la aplicación de los métodos químicos y bioquímicos de laboratorio al diagnóstico, control del tratamiento, seguimiento, prevención e investigación de la enfermedad.

Por tanto, comprende el estudio de los procesos metabólicos y moleculares en relación con los cambios tanto fisiológicos como patológicos o los inducidos por actuaciones terapéuticas. Para este estudio la bioquímica clínica, aplica los métodos, técnicas y procedimientos de la química y bioquímica analítica con el propósito de obtener la información útil y participar en su interpretación, para la prevención, diagnóstico, pronóstico y evolución de la enfermedad, así como de su respuesta al tratamiento.

Otras vías de acceso son: Farmacia, Bioquímica, Biología y Química.

Duración de la formación: 4 años.

Rotaciones: El residente de Bioquímica Clínica deberá permanecer en todas las secciones o áreas en que esté organizado el Servicio de Bioquímica mediante rotación programada. Sin embargo, los criterios organizativos de las diferentes unidades pueden ser diferentes, atendiendo a múltiples circunstancias. En determinados centros existe una división que atiende a criterios fisiopatológicos (hormonas, toxicología, patología molecular), en otros a criterios instrumentales (electroforesis, cromatografía), y por último, según la rapidez de respuesta a las peticiones analíticas (urgencias, programadas). Cualquiera que sea esta organización debe garantizarse que los residentes permanezcan un período suficiente en cada unidad para la consecución de los objetivos docentes, en cada área lógica o unidad técnica en que eventualmente se divida la unidad docente.

Junto con una Rotación para la formación en protección radiológica.

Guardias: en el ámbito de un Servicio de Bioquímica o en un laboratorio de urgencias. El número recomendable de guardias será entre 4 y 6 mensuales.

Cardiología

Se define como aquella parte de la medicina que se ocupa del aparato cardiovascular. Sus competencias se extienden al estudio, prevención, diagnóstico, tratamiento y rehabilitación de las enfermedades cardiovasculares.

El médico cardiólogo es el profesional de la medicina clínica con formación específica para atender a los enfermos con problemas cardiovasculares.

Entre sus competencias se incluyen aquellas que corresponden a su actuación como médico clínico y aquellas otras que se derivan de su especial capacitación técnica en los diversos procedimientos diagnósticos y terapéuticos específicos de la cardiología.

Duración de la formación: 5 años.

Rotaciones:

- Residente 1.er año: Medicina Interna y especialidades médicas, con especial indicación de una rotación por endocrinología (diabetes mellitus).
    - *Guardias*: entre cuatro y seis al mes, al menos una será en el servicio de cardiología y el resto en el Servicio de Urgencias o especialidad médica.
- Residente 2.° año:
    - Unidad Coronaria. Mínimo 4 meses.
    - Cardiología clínica (planta y consulta externa). Mínimo 6 meses.
    - Rotación opcional de 1 mes según las características de la unidad docente.
    - *Guardias*: entre cuatro y seis al mes, una en el servicio de urgencias y el resto en cardiología/unidad coronaria.
- Residente 3.er año:
    - Ecocardiografia/doppler: Mínimo 6 meses.
    - Pruebas de esfuerzo, cardiología nuclear, electrocardiografía, convencional, electrocardiografía dinámica, monitorización ambulatoria de la presión arterial. Mínimo 3 meses.
    - UVI general: 2 meses.
    - Rehabilitación cardiaca: 1 mes.
    - *Guardias*: entre cuatro y seis al mes en cardiología/unidad coronaria.
- Residente 4° año:
    - Hemodinámica e intervencionismo percutáneo: mínimo de 6 meses
    - Electrofisiología, arritmias, implantación y seguimiento de marcapasos y DAIs: mínimo 4 meses.
    - Cirugía cardiaca y cuidados postoperatorios: mínimo 2 meses.
    - *Guardias*: entre cuatro y seis al mes en cardiología/unidad coronaria.
- Residente 5° año:
    - Cardiología pediátrica: mínimo 2 meses.
    - Opcional: 4-6 meses (según las características de la unidad docente).
    - Cardiología clínica: 4-6 meses
    - *Guardias*: entre cuatro y seis al mes en cardiología/unidad coronaria

Rotación opcional. –El médico residente dispone de un período de libre elección para complementar (preferentemente en el 5.º año) su formación como médico especialista en cardiología. Se recomienda emplear este período en alguna/s de las siguientes opciones:

- ✓ Estancia en un centro externo de reconocido prestigio, para realizar un entrenamiento en una Subespecialidad.
- ✓ Estancia en un centro externo de reconocido prestigio, para realizar formación en investigación biomédica.
- ✓ Entrenamiento en Urgencias extrahospitalarias.
- ✓ Estancia en un Centro extranjero preferentemente de habla inglesa.

Rotación obligatoria en protección radiológica.
Rotación por atención primaria

Cirugía Cardiovascular

Constituye la rama de la Cirugía que se ocupa de la prevención, estudio y tratamiento de las enfermedades del corazón, pericardio, grandes vasos y sistema vascular periférico.

Su existencia como especialidad médica se justifica por la unidad fisiopatológica del aparato circulatorio y la analogía de los métodos diagnósticos y terapéuticos, así como los procedimientos técnicos empleados.

Duración de la formación: 5 años.

Rotaciones:

- **R1**: Cirugía Cardiovascular 3 meses
  Cirugía General 9 meses
- **R2**: Cirugía General 3 meses
  Cardiología/Hemodinámica/UCI 3 meses
  Cirugía Torácica 3 meses
  Cirugía Cardiovascular 3 meses
- **R3**: Cirugía Cardiovascular 12 meses
- **R4**: Cirugía Cardiovascular 12 meses
- **R5**: Cirugía Cardiovascular 12 meses

La unidad docente acreditada para la formación de residentes de la especialidad deberá atender suficiente número de patología cardíaca - en enfermedades adquiridas y anomalías congénitas- y vascular.

Las rotaciones señaladas no tienen que aplicarse con rigidez, puesto que están contempladas con criterios de flexibilidad. Con ellas quieren indicarse los tiempos mínimos que el residente debe pasar en cada una de las áreas.

En caso de que una unidad acreditada no atienda suficiente número de patología en un área determinada (por ejemplo, anomalías congénitas o vasculares), el residente deberá rotar por un Servicio, nacional o extranjero, con docencia aprobada en este campo específico.

También se aconseja y estimula la rotación de los residentes por un laboratorio experimental, propio o de otro hospital, a lo largo del período formativo.
Guardias: Alrededor de 6 al mes.

Cirugía General y del Aparato Digestivo
Abarca tres vertientes o niveles de complejidad y actuación:

1. El <u>primer nivel</u> se corresponde con su ámbito primario de actuación.
   El especialista en Cirugía General y del Aparato Digestivo (CGAD) tiene todas las competencias sobre la patología quirúrgica, electiva y urgente, de los siguientes sistemas, aparatos y áreas anatómicas: aparato digestivo, pared abdominal, sistema endocrino, mama, piel y partes blandas, retroperitoneo y patología externa de la cabeza y cuello.

2. El <u>segundo nivel</u> hace referencia a competencias subsidiarias en determinadas circunstancias. La CGAD ha de ocuparse del planteamiento inicial y la resolución, hasta cierto nivel de complejidad, de la patología quirúrgica urgente que pertenece, en principio, al campo de acción de otras especialidades quirúrgicas, cuando el cirujano general asume la responsabilidad de dicha asistencia en un escalón hospitalario intermedio, como son los hospitales comarcales y de área. A estos efectos es en los problemas urgentes de otras especialidades (Cirugía Vascular, Cirugía Torácica, Urología, Neurocirugía, Cirugía Maxilofacial, Cirugía Pediátrica y Cirugía Plástica), en los que el cirujano general debe poseer la competencia necesaria y asumir la responsabilidad de dicha asistencia, antes de su traslado, (si es necesario y en las condiciones adecuadas), al hospital de nivel superior en el que las citadas especialidades estén disponibles. Un ejemplo excelente de este segundo nivel es el tratamiento del paciente politraumatizado, cuya atención inicial corresponde en gran medida, al especialista en CGAD.

3. El <u>tercer nivel</u> de actuación de la CGAD, se relaciona con la primordial atención que presta a los fundamentos biológicos y técnicos de la Cirugía. La profundización en estos principios básicos dota a esta especialidad de una amplia base formativa que facilita su potencial polivalencia, tanto para la asistencia, como para la investigación y la docencia, pudiendo considerarse como paradigma de disciplina troncal entre las especialidades quirúrgicas. Por ello, los residentes de otras especialidades quirúrgicas deben rotar durante el primer año de su formación por un servicio de CGAD debidamente acreditado. Entre estos fundamentos se incluyen: los principios de la técnica quirúrgica; las bases de la cirugía endoscópica; el proceso biológico de la curación de las lesiones traumáticas; la respuesta biológica a la agresión accidental ó quirúrgica, con sus desviaciones que incluyen los fracasos uni o multiorgánicos; la valoración preoperatoria del paciente; los cuidados intensivos en el paciente quirúrgico; las infecciones en cirugía y cirugía de las infecciones; la inmunología y cirugía; la nutrición y cirugía; las bases biológicas y técnicas de los trasplantes de órganos; y los principios de la cirugía oncológica.

Duración de la formación: 5 años.

Rotaciones: dos tipos de rotaciones: las que se realizan en otras especialidades bien en el mismo centro hospitalario o en otro hospital, y las que se realizan, dentro de la especialidad de CGAD, en áreas de capacitación o de interés singular, que también pueden llevarse a cabo en el mismo servicio o en otros hospitales.

Las rotaciones por otras especialidades se llevarán a cabo durante el primero, segundo, tercer y cuarto año y las correspondientes a áreas de capacitación o de interés singular de CGAD durante el quinto año.

Con el fin de no mantener al residente alejado del servicio durante un año y medio, las rotaciones por otros servicios se efectuaran a lo largo de los cuatro primeros años de forma discontinua. El primer año es el ideal para efectuar una rotación de 3 meses por UCI/Anestesia. Por último, conviene contemplar, a modo de ampliación de estudios, una rotación de 2-3 meses realizada en los dos últimos años de la residencia, en una unidad docente de CGAD en el extranjero o en otro centro nacional con acreditado nivel investigador y, que sea complementaria de la formación en una de las áreas de capacitación o interés singular de la especialidad.

Además de las rotaciones que se citan, el residente en CGAD debe llevar a cabo una rotación para la formación en protección radiológica y una rotación en atención primaria.

Guardias: del servicio con nivel de responsabilidad creciente. Las actividades incluyen: asistencia a los enfermos sobre los que se pide consulta desde el servicio de urgencia, contribuyendo a las decisiones de ingreso, alta, traslado u observación; realización de las intervenciones de urgencia de los pacientes que lo precisen, tanto externos como internos; y atención continuada de los pacientes ingresados. Particularmente importante es la realización de cuidadosas historias clínicas, incluyendo interrogatorio, examen físico, revisión de exploraciones complementarias, etc., hasta la formulación de un juicio sobre indicación o no de intervención quirúrgica urgente. Las guardias tienen carácter obligatorio y formativo. Se aconseja realizar entre 4 y 6 mensuales

Cirugía Oral y Maxilofacial

Es la especialidad Médico-quirúrgica que se ocupa de la prevención, estudio, diagnóstico, tratamiento y rehabilitación de la patología de la boca, cara y territorio craneofacial, así como de los órganos y estructuras cervicales relacionadas directa o indirectamente con las mismas.

Duración de la formación: 5 años.

Rotaciones:

- Durante el <u>año 1.º</u> rotación obligatoria, para obtener formación básica en Cirugía: Angiología Cirugía Vascular, Cirugía General y del Aparato Digestivo (especialmente Cirugía Endocrinológica) y Neurocirugía.
- Durante los <u>años 2.º y 5.º</u>, rotación obligatoria en Cirugía Plástica Estética y Reparadora (1-2 meses), Otorrinolaringología (1-2 meses) y Cuidados Intensivos-U.C.I (1-2 meses).

- Durante los años 3.º, 4.º y 5.º rotación optativa en Oftalmología, Cirugía Pediátrica, Cirugía Ortopédica y Traumatología y otros servicios de Cirugía Oral y Maxilofacial.

Rotación en protección radiológica.

Guardias: de la especialidad durante los cinco años de su formación, según las características propias de cada unidad docente acreditada, salvo en el primer año que podrá realizar guardias de cirugía (las guardias de puerta en esta última especialidad no deberán ser superiores a 1 mes). Se recomienda que el número de guardias sea entre cuatro y seis mensuales.

Cirugía Ortopédica y Traumatología

Es la especialidad que incluye la prevención, la valoración clínica, el diagnóstico, el tratamiento quirúrgico y no quirúrgico y el seguimiento hasta el restablecimiento funcional definitivo, por los medios adecuados definidos por la «lex artis» de la comunidad de especialistas, de los procesos congénitos, traumáticos, infecciosos, tumorales, metabólicos, degenerativos y de las deformidades y trastornos funcionales adquiridos del aparato locomotor y de sus estructuras asociadas.

Duración de la formación: 5 años.

Rotaciones: Se considera conveniente la incorporación inicial del residente a la unidad docente propia antes de comenzar las rotaciones para darle oportunidad de valorar lo adecuado de su elección y para que establezca, desde el inicio de su formación, las conexiones y conocimientos oportunos de carácter personal e institucional.

La extensión y profundidad de los contenidos y campos de acción de la especialidad determinan la necesidad de reducir las rotaciones no específicas a favor de la formación en la especialidad, manteniendo sin embargo, los objetivos generales de aquéllas.

- Primer año: Cirugía Ortopédica y Traumatología: 6 meses (inicial). Anestesiología y Reanimación: 3 meses.
- Segundo año: Cirugía Ortopédica y Traumatología: 9 meses y otra rotación de 3 meses de entre las consideradas prioritarias.
- Tercero a quinto año: Se deberá intercalar en tercero y cuarto un mínimo de dos optativas y un máximo de tres (2 meses cada una).
- En el quinto año se aconseja programar una estancia, de 3 meses al menos en otra unidad docente española o extranjera durante el primer semestre, ya que se considera conveniente que emplee el último para finalizar el o los trabajos de investigación clínica de fin de este periodo formativo.

Formación en protección radiológica.

Una rotación por Atención Primaria de Salud.

Guardias: Durante las rotaciones, los residentes de Cirugía Ortopédica y traumatología realizarán guardias en las mismas condiciones que el servicio que los acoja y en su caso, en urgencia hospitalaria. Se recomienda que el número de guardias sea entre 4 y 6 mensuales.

Cirugía Pediátrica

Es la especialidad que tiene como fundamento la aplicación del saber y quehacer médico-quirúrgico en el período de la vida humana que se extiende desde la concepción hasta el fin de la adolescencia.

Su campo de acción abarca todos los aspectos de la cirugía.

Duración de la formación: 5 años.

Rotaciones:

- **R1**: ..... 1.er Semestre. Cirugía Gral. Adultos.
  2.º Semestre. Cirugía Gral. Adultos. Cirugía Torácica (3 meses).
- **R2**: ..... 1.er Semestre. Cirugía Pediátrica.
  2.º Semestre. Cirugía Pediátrica.
- **R3**: ..... 1.er Semestre. Cirugía Pediátrica.
  2.º Semestre. Urología.
- **R4**: ..... 1.er Semestre. Urología.
  2.º Semestre. Cirugía Máxilofacial. Cirugía Plástica.
- **R5**: .... 1.er y 2.º Semestre. Laparoscopia pediátrica (obligatoria, mínimo 6 meses).Trasplantes pediátricos (opcional).

Rotación por unidades docentes de Cirugía Pediátrica. (Opcional).

Rotación por centro extranjero (opcional).

Investigación (opcional).

Cirugía Experimental (opcional).

Rotación para la formación en protección radiológica

Guardias: en el propio servicio, con un número mínimo de 4.

Cirugía Plástica, Estética y Reparadora

Es una especialidad médica que se ocupa de la corrección quirúrgica de todo proceso congénito, adquirido, tumoral o involutivo, que requiere reparación o reposición de estructuras que afectan a la forma y función corporal, y que en su faceta estética trata alteraciones que sin constituir en sí mismas un proceso patológico, provocan un deterioro de la salud en la medida que interfieren en el bienestar físico y psíquico de las personas.

La Cirugía Plástica, Estética y Reparadora emplea criterios y parámetros de proporcionalidad y armonía corporal, aplicando técnicas propias que se fundamentan en la movilización de tejidos (plastias), en su modificación (mediante resección, utilización de material aloplástico, etc.) y en el trasplante (autólogo, homólogo o heterólogo). El campo de acción de la especialidad abarca, principalmente, los siguientes ámbitos:

a) Corrección quirúrgica de las malformaciones congénitas de la región cráneocérvico-facial, así como de otras regiones que exijan reconstrucción o remodelación de tejidos óseos o de partes blandas.

b) Tratamiento de las quemaduras y sus secuelas.

c) Tratamiento de todas aquellas patologías que para su corrección quirúrgica requieran técnicas de reconstrucción anatómica, funcional y remodelación de estructuras, en cualquier territorio anatómico.

d) Tratamiento médico-quirúrgico de los tumores de la piel, partes blandas y óseas que requieran técnicas de extirpación y reconstrucción.

e) Cirugía de la mano.

f) Cirugía estética.

Duración de la formación: 5 años.

Rotaciones:

- Primer año de la especialidad: Al inicio del programa deberá permanecer durante tres meses en el Servicio de Cirugía Plástica con el fin de informarse sobre las características, funcionamiento y personal adscrito al mismo, iniciando su aprendizaje sobre aspectos básicos de la especialidad y planificando junto con su tutor las futuras rotaciones y demás aspectos de su itinerario formativo individual. Los médicos residentes tomaran contacto con la planta de hospitalización, quirófano, policlínica y urgencias, siendo supervisados por los especialistas de plantilla.

  Durante el resto del primer año de formación serán obligatorias las rotaciones por las siguientes especialidades básicas:
  - Cirugía General: Duración: 2/3 meses
  - Cirugía Ortopédica y Traumatología: Duración: 2/3 meses
  - Cuidados Intensivos: Duración: 2/3 meses

- Segundo año de la especialidad:
  a) Anatomía Patológica. b) Urología. c) Otorrinolaringología. d) Neurocirugía. e) Microbiología y Parasitología. f) Cirugía Vascular. g) Oftalmología. h) Cirugía Pediátrica. i) Cirugía Maxilofacial. j) Cirugía experimental y de investigación. Microcirugía. k) Dermatología Médico-Quirúrgica.

  La rotación por estas unidades dependerá de las posibilidades de cada hospital y su duración oscilará entre 2 y 3 meses.

- R3, R4 y R5: Realización de procedimientos quirúrgicos. Serán obligatorias las siguientes rotaciones:
  a) Rotación en centros de referencia de quemados (mínimo 3 meses).
  b) Rotación en una unidad docente asociada acreditada para la formación complementaria de residentes de Cirugía Estética Plástica y Reparadora en la faceta estética de la especialidad (mínimo 3 meses).

Guardias: el primer y segundo año son en las especialidades por las que estén rotando y en su caso en urgencias quirúrgicas generales. Durante el tercero, cuarto y quinto año de residencia las guardias, se realizaran en el Servicio de Cirugía Plástica Estética y Reparadora. Se aconseja realizar entre cuatro y seis mensuales.

Cirugía Torácica

Constituye una especialidad dedicada al estudio y tratamiento de los procesos que afectan al tórax tanto a su continente como a su contenido, es decir, pared torácica, pleura, pulmón, mediastino, árbol traqueo-bronquial, esófago y diafragma.

Dichos procesos pueden tener un carácter congénito, inflamatorio, displásico, tumoral o traumático.

Su campo de acción es la estructura anatomo-funcional del tórax, que se sustenta sobre bases etiopatogénicas, fisiopatológicas, clínicas y de metodología diagnóstica y quirúrgica, a excepción de la patología del corazón y grandes vasos. Por otro lado, hay que considerar incluida la patología de órganos situados en regiones limítrofes y cuyo compromiso patológico se traduce en repercusión torácica, tales como las afecciones cervicales y subdiafragmáticas.

El avance continuo de los métodos diagnósticos y de valoración preoperatoria ha contribuido decisivamente al amplio desarrollo de la Cirugía Torácica. El progreso de la técnica ha incidido en la cirugía traqueobronquial, la cirugía esofágica, los nuevos métodos endoscópicos (videotoracoscopia, endoprótesis, etc.) y ha favorecido también el desarrollo del trasplante pulmonar como realidad clínica.

El estudio postoperatorio de estos pacientes exige también una sistemática especializada.

Se considera, por tanto, que la capacitación del cirujano torácico es y debe ser específica en todos estos aspectos, individualizándose perfectamente de otras especialidades quirúrgicas, al tiempo que supone una definida relación con especialidades médicas, principalmente la Neumología.

Duración de la formación: 5 años.

Rotaciones:

- Primer año de residencia:
    - 1 m. Cirugía Torácica.
    - 10 m. Cirugía General y del Aparato Digestivo.
- Segundo año de residencia:
    - 2 m. Neumología (broncoscopio y pruebas funcionales).
    - 2 m. Medicina Intensiva.
    - 2 m. Cirugía Vascular Periférica.
    - 5 m. Cirugía Torácica.
- Tercer año de residencia: Formación específica en Cirugía Torácica.
- Cuarto año de residencia:
    - 3 m. Cirugía Cardio Vascular.
    - Resto del tiempo formación específica en Cirugía Torácica.
- Quinto año de residencia: Formación específica en Cirugía Torácica.

Guardias: el residente debe hacer turnos de guardia dentro de la planificación del Servicio de Urgencia del hospital. A partir del tercer año debe quedar incluido en las guardias de su especialidad.

Dermatología Médico-Quirúrgica y Venereología

La Dermatología Médico-Quirúrgica y Venereología (en adelante Dermatología MQV) es una especialidad completa que incluye el estudio, diagnóstico, tratamiento (tanto médico como quirúrgico) y prevención de las enfermedades de la piel, tejido celular subcutáneo, mucosas, anejos cutáneos, las manifestaciones cutáneas de enfermedades sistémicas, el conocimiento de las manifestaciones sistémicas de las enfermedades cutáneas y la conservación y cuidados de la piel sana. Desde el punto de vista de la venereología esta especialidad incluye el diagnóstico, tratamiento y prevención de las enfermedades infecciosas de trasmisión sexual (E.T.S.) y otras alteraciones del tracto génito-anal, así como, la promoción de la salud sexual.

La especialidad de Dermatología MQV, implica también la utilización de técnicas terapéuticas especiales, tales como las de tratamiento farmacológico tópico, cirugía dermatológica, electrocirugía, criocirugía, laserterapia, terapia con radiaciones ionizantes y otros tratamientos físico-químicos, incluyendo la fototerapia y la terapia fotodinámica, técnicas de dermocosmética dirigidas a la conservación y cuidado de la piel sana, así como técnicas diagnósticas tales como la dermatoscopia y la epiluminiscencia digitalizada.

Duración de la formación: 4 años.

Rotaciones: Rotaciones por otras especialidades. –Se estima que un conocimiento de la Medicina Interna y de la Cirugía es un magnífico pilar para asentar el conocimiento dermatológico. Por ello se realizará una rotación por Medicina Interna y/o Cirugía a lo largo de un plazo mínimo de seis meses y máximo de un año, a criterio de la unidad docente de dermatología. Dicho periodo será previo a la incorporación del médico a la correspondiente unidad. En éste periodo el médico en formación deberá adquirir los conocimientos en Medicina y Cirugía que le sirvan de base para conseguir una adecuada formación dermatológica. Asimismo, corresponderá al tutor del residente en coordinación con los responsables de las unidades asistenciales implicadas, valorar la conveniencia de que durante este periodo los residentes roten por otros servicios como Oncología Médica o Cirugía Plástica, Estética y Reparadora.

La Unidad Docente, en coordinación con la Comisión de Docencia y con el Gerente del Centro, facilitará la posibilidad de realizar rotaciones en unidades de reconocido prestigio aun cuando no estén acreditadas, a fin de completar la formación dermato-venereológica del residente, si bien dichas rotaciones no deben superar seis meses en total durante los últimos tres años de formación.

Rotación por atención primaria

Guardias: hospitalarias, adscrito al servicio de Medicina Interna o de Cirugía exclusivamente durante el periodo rotatorio, y en la unidad de Dermatología, el resto de su periodo de formación. Se considera aconsejable que el número de guardias sea entre cuatro y seis mensuales.

Endocrinología y Nutrición

Es aquella especialidad médica que abarca el estudio y tratamiento de las enfermedades del sistema endocrino, metabólicas y todas aquellas derivadas del proceso nutricional.

Incluye el conocimiento teórico y práctico de las correspondientes técnicas diagnósticas, medidas dietéticas y terapéuticas así como las normas de Medicina Preventiva relacionadas con estos campos.

El especialista en Endocrinología y Nutrición es el competente para atender tanto de forma ambulatoria como hospitalaria, todas las patologías que corresponden a la especialidad a lo largo de todo el ciclo vital.

Duración de la formación: 4 años.

Rotaciones:

- Primer año de residencia:
  - Rotaciones en el Área de Medicina Interna y especialidades médicas: 12 meses (11 meses descontando las vacaciones):
    - ✓ Medicina Interna: Mínimo 3 meses.
    - ✓ Cardiología: Mínimo 2 meses.
    - ✓ Nefrología: Mínimo 2 meses.
    - ✓ Neurología: Mínimo 2 meses.

  Estas rotaciones deben tener carácter obligatorio. Los 2 meses restantes (al que hay que añadir el de vacaciones) se ajustarán en función de cada centro, según decisión del Jefe de Servicio (incrementando el tiempo de rotación en los servicios indicados o incluyendo otras especialidades médicas como Digestivo, Neumología, Hemato/Oncología, Cuidados Intensivos, etc.).

  Asimismo realizará guardias supervisadas en el servicio de Endocrinología y Nutrición, en Urgencias, y en los Servicios de rotación. El número de guardias recomendadas, será entre 4 y 6 mensuales

- Segundo, tercero y cuarto año de residencia:
  Rotaciones en el Área específica de Endocrinología y Nutrición: 33 meses descontados los de vacaciones, en los que deben garantizarse las siguientes estancias:
  - Hospitalización y Hospital de Día: Mínimo 6 meses.
  - Consultas Externas en todos los aspectos de la especialidad: Mínimo 12 meses.
  - Nutrición: Mínimo 6 meses.
  - Ginecología: Mínimo 2 meses.
  - Rotación recomendable por Endocrinología Pediátrica: Mínimo 3 meses.
  - Los 4 meses restantes pueden dedicarse a incrementar el tiempo de estancia en las rotaciones apuntadas o bien a otras rotaciones opcionales (como rotación por un hospital comarcal de segundo nivel, Laboratorio Hormonal, Andrología, endocrinológica, etc.).

El trabajo en Hospitalización deberá realizarse con responsabilidad directa supervisada y debe compatibilizarse esta rotación con labor en consultas externas y en área de interconsultas.

Debe garantizarse un mínimo de 6 meses de formación diabetológica.

Asimismo, es obligatorio que durante los 3 últimos años de residencia, el residente abarque todas las áreas restantes de la especialidad: Patología Tiroidea, Obesidad, Dislipidemias, Patología Suprarrenal, Gonadal, Hipotálamo-Hipofisaria, Metabolismo Fosfocálcico, Crecimiento y Desarrollo, Alteraciones de la Pubertad, etc.

Durante el 4.º año, se recomienda que el residente esté plenamente integrado en el Servicio, completando su formación en las distintas áreas.

Rotación para la formación en protección radiológica
Guardias: se realizarán guardias entre 4 y 6 mensuales en urgencias y en planta, según las necesidades organizativas del centro donde se cursa la formación.Se recomienda que el número de guardias sea entre 4 y 6 mensuales.

Farmacología Clínica

Es la especialidad médica que evalúa los efectos de los fármacos en la especie humana en general, pero también en subgrupos específicos y en pacientes concretos. Esta evaluación se centra en la relación entre los efectos terapéuticos (beneficios), los efectos indeseables (riesgos) y los costes de las intervenciones terapéuticas, incluyendo la eficacia, seguridad, efectividad y eficiencia.
Duración de la formación: 4 años.
Rotaciones: deberá realizar períodos de rotación obligatorios por:

   ✓ Servicios de Medicina Interna y otras especialidades: La formación del residente en estas áreas debe iniciarse en el primero o segundo año del período de formación. Durante esta fase, el residente de Farmacología Clínica realizará las mismas actividades que los residentes de las especialidades médicas por las que se encuentre rotando, incluidas *guardias*.
   Asimismo, en este período podría incluirse una rotación por los servicios de Farmacia Hospitalaria o centros de gestión del medicamento. Duración: 18 meses.
   ✓ Servicio de Farmacología Clínica: El rotatorio por el Servicio de Farmacología Clínica podrá iniciarse al comienzo de la formación, durante un período de 6 meses a un año, con el fin de que el residente se inicie en el conocimiento de la Especialidad. El establecimiento de este período al comienzo de la formación, será opcional.
   El resto del período de formación por el Servicio de Farmacología Clínica, o la totalidad del tiempo establecido, se realizará durante el tercer o cuarto año. Durante este período el residente deberá continuar su formación

sobre todas las actividades clínicas propias de la Especialidad anteriormente señaladas. Se recomienda que, con el fin de asegurar la formación en la totalidad de estas actividades, en caso necesario, el residente se desplace a otros Centros. Duración: 20 meses.

✓ Atención Primaria. Duración: 4 meses.

✓ Otros Centros: Teniendo en cuenta que la Farmacología Clínica incluye actividades no desarrolladas en los Servicios hospitalarios, y con el objetivo de completar la formación en aquellas áreas en las que más probablemente el nuevo especialista desarrollará su actividad profesional, la formación del residente puede completarse con estancias en Centros como Agencia Española o Europea del Medicamento, Centros Regionales de Farmacovigilancia, Industria Farmacéutica y otros. Duración: 6 meses.

Geriatría

Es la «rama de la Medicina dedicada a los aspectos preventivos, clínicos, terapéuticos y sociales de las enfermedades en los ancianos». Su objetivo prioritario es la recuperación funcional del anciano enfermo e incapacitado para conseguir el máximo nivel posible de autonomía e independencia, facilitando así su reintegración a una vida autosuficiente en su domicilio y entorno habitual.

Duración de la formación: 4 años.

Rotaciones: durante el período formativo básico, duración máxima total de este periodo será de 18 meses, distribuido de la forma siguiente:

- Rotaciones fijas: La duración máxima total de este periodo será de 12 meses, distribuido de la forma siguiente:
    - o Unidad geriátrica de agudos (rotación inicial aconsejable): Duración: hasta 3 meses.
    - o Cardiología: Duración: hasta 3 meses.
    - o Neurología: Duración: hasta 3 meses.
    - o Radiología: Duración: hasta 3 meses.
- Rotaciones optativas.– aproximadamente 6 meses, distribuido en rotaciones de 1-2 meses, entre otras, en las siguientes áreas: Neumología, Cuidados Intensivos, Aparato Digestivo, Endocrinología, Enfermedades infecciosas, Nefrología, Rehabilitación, Reumatología, Cuidados paliativos.

Período formativo específico por las distintas áreas de la geriatría y sus objetivos. La duración total de este periodo será de 30 meses, distribuido de la forma siguiente:

- Rotaciones fijas:
    - o Unidad Geriátrica de Agudos: Duración: 10-14 meses
    - o Unidad de Recuperación Funcional/ Convalecencia (Media Estancia): Duración: 2-4 meses
    - o Hospital de Día Geriátrico: Duración: 2-4 meses

- o Consultas Externas/ Interconsulta: Duración: 3-7 meses
- o Asistencia Domiciliaria/Cuidados Comunitarios/Atención Primaria/ Unidades Sociosanitarias: Duración: 3-4 meses
- o Psicogeriatría/Psiquiatría: Duración: 2-3 meses
- Rotaciones opcionales: Duración total: 3 meses, extraídos de los periodos sobrantes de las rotaciones fijas o de las rotaciones optativas básicas. Tipos: Equipos de valoración y cuidados geriátricos. Unidades monográficas (memoria, caídas, ictus, etc.). Unidades de investigación en geriatría o gerontología. Rotaciones en el extranjero en unidades de reconocido prestigio

Guardias: tienen carácter formativo por lo que su realización durante el periodo de residencia es obligatoria.

Durante todo el periodo formativo se realizaran guardias en urgencias del Hospital General y en el área de Hospitalización, recomendándose que según se avanza en el programa formativo, el número de guardias de urgencias disminuya a la vez que se incrementa el de hospitalización.

Durante las rotaciones con servicios específicos de guardia (unidad coronaria, UCI, etc.) también podrán realizarse guardias en los mismos.

Se aconseja realizar entre 4 y 6 guardias mensuales.

Hematología y Hemoterapia

Constituye aquella parte de la Medicina que se ocupa de:

- La fisiología de la sangre y órganos hematopoyéticos.
- El estudio clínico-biológico de las enfermedades de la sangre y de los órganos hematopoyéticos, y de todos los aspectos relacionados con su tratamiento.
- La realización e interpretación de las pruebas analíticas derivadas de dichas enfermedades o de la patología de otro tipo que por diferentes mecanismos, provoquen discrasias sanguíneas, así como de aquellas pruebas analíticas de tipo hematológico que sean necesarias para el estudio, diagnóstico y valoración de procesos que afecten a cualquier órgano o sistema.
- Todos los aspectos relacionados con la medicina transfusional, como la obtención y control de la sangre y hemoderivados, incluyendo los progenitores hematopoyéticos, así como su uso terapéutico.

Duración de la formación: 4 años.

Rotaciones: Excluyendo los periodos vacacionales se dispone de 44 meses naturales.

- Medicina Interna y Especialidades Médicas: 11 meses.
- Citomorfología y Biología Hematológica: 13 meses.
- Hemostasia y Trombosis: 4 meses.
- Banco de Sangre e Inmunohematología: 5 meses (al menos 1 mes en un Centro Regional de Hemodonación).

- Hematología Clínica. Hospitalización: 11 meses (al menos 2 meses deberán realizarse en una unidad acreditada para la realización de trasplante alogénico de médula ósea).
- Consultas externas: 12 meses no coincidentes con la rotación de Hematología Clínica (1 día a la semana).

Guardias: entre 4 y 6 mensuales

Inmunología

La OMS definió la Inmunología como una disciplina que trata del estudio, diagnóstico y tratamiento de pacientes con enfermedades causadas por alteraciones de los mecanismos inmunológicos y de las situaciones en las que las manipulaciones inmunológicas forman una parte importante del tratamiento y/o de la prevención.
Se accede también desde Biología, Bioquímica y Farmacia.
Duración de la formación: 4 años.
Rotaciones: las rotaciones internas comportarán un período de tres años por las siguientes unidades:

- Inmunoquímica (Inmunoproteínas y Alergia), mínimo 6 meses.
- Autoinmunidad, mínimo 6 meses.
- Inmunidad celular e Inmunodeficiencias, mínimo 6 meses.
- Inmunogenética e Histocompatibilidad, mínimo 6 meses.
- Unidad de Inmunología Clínica, mínimo 6 meses.

Rotaciones por Unidades Docentes Clínicas por un periodo mínimo de 6 meses. Se aconseja que las rotaciones externas se realicen después de haber adquirido los conocimientos básicos de la especialidad, esto es, durante los periodos de R3 y/o R4.

- Rotaciones externas por otros hospitales: Los residentes podrán rotar por un tiempo no superior a 6 meses por Unidades Docentes de Inmunología para completar su formación en áreas carentes en el propio hospital.

Rotaciones para la formación en protección radiológica

Medicina de la Educación Física y el Deporte

El especialista en Medicina de la Educación Física y el Deporte es el médico que posee los conocimientos específicos de las ciencias médicas en relación con la Educación Física y el Deporte.

El campo de acción de la Especialidad hay que considerarlo con la actividad educativo-deportiva que se realiza durante el período escolar y en la actividad deportiva. Labor preventiva y mejora fisiológica del adulto con implicaciones importantes en las áreas escolar, laboral, ocio y competición.

El área deportiva abarcaría la prevención de lesiones y tratamiento de las mismas, evaluación de la aptitud y mejora de rendimiento; en general, aspectos de enseñanza y la tutela médica de actividad deportiva.

En el medio laboral, la mejora de la aptitud física humana, tanto en el trabajo como en el ocio, reciclaje y reeducación en las habilidades psicomotrices y físicas.

En el medio escolar parece necesario que el médico especialista en la educación física y el deporte colabore en la tutela sanitaria del escolar, implicándose en este medio educativo aspectos de la educación física formativa, deporte escolar y mantenimiento de la aptitud a nivel idóneo

Duración de la formación: 4 años.

Rotaciones: El programa queda dividido en materias de área básica y área complementaria.

- ✓ Las materias tendrán un desarrollo teórico-práctico.
- ✓ Durante el primer año de la especialidad, los alumnos serán distribuidos por las Escuelas para que realicen un período de actividades clínico-sanitarias, en centros acreditados, de acuerdo con la organización sanitaria específica de las correspondientes autonomías.
- ✓ Las actividades clínico-sanitarias tienen por finalidad la formación general en: Medicina Interna, Cardiología, Neurología, Urgencias y Traumatología.
- ✓ Durante los estudios de la especialidad se realizarán sucesivas evaluaciones para determinar la adecuación entre los niveles de conocimiento y de responsabilidad adquiridos.
- ✓ Al final de sus estudios, los alumnos realizarán un trabajo sobre un tema de la especialidad, siguiendo las directrices de la Escuela donde hayan realizado su período de formación.

Medicina Familiar y Comunitaria

Al Médico de Familia le importa cada persona en su conjunto y a lo largo de toda su vida. Su ejercicio profesional no se limita a los casos clínicos o asistir enfermedades; sino que atiende a personas con unos determinados problemas y creencias, inmersas en un contexto familiar y social que constituye un todo indivisible que también es objeto de su quehacer diario.

Duración de la formación: 4 años.

Rotaciones:

Deben garantizar:

- Un contacto amplio inicial del residente con la Atención Primaria de salud: preferentemente seis meses y como mínimo tres meses.
- Que al menos el 50% de la residencia se realice en el Centro de Salud.
- Un tiempo de estancia formativa en el Centro de Salud todos los años.

CRONOGRAMA DEL PROGRAMA

- PRIMER AÑO:
  - o APRENDIZAJE DE CAMPO EN ATENCIÓN PRIMARIA: 3 - 6 MESES
  - o APRENDIZAJE DE CAMPO EN MEDICINA INTERNA Y ESPECIALIDADES: 5-8 MESES
  - o VACACIONES 1 MES
  - o APRENDIZAJE DE CAMPO EN URGENCIAS (GUARDIAS)
  - o AUTOAPRENDIZAJE
  - o CLASES / TRABAJO GRUPAL / TALLERES
- SEGUNDO Y TERCER AÑO:
  - o APRENDIZAJE DE CAMPO EN MEDICINA INTERNA Y ESPECIALIDADES MÉDICAS Y MÉDICO-QUIRÚRGICAS: 8 MESES
  - o APRENDIZAJE DE CAMPO EN ATENCIÓN PRIMARIA: 3 MESES (R2) EN CENTRO RURAL
  - o APRENDIZAJE DE CAMPO EN ATENCIÓN AL NIÑO: 2 MESES
  - o APRENDIZAJE DE CAMPO EN SALUD MENTAL: 3 MESES
  - o APRENDIZAJE DE CAMPO EN ATENCIÓN A LA MUJER: 3 MESES
  - o ESTANCIAS ELECTIVAS COMPLEMENTARIAS O APRENDIZAJE DE CAMPO EN EL CENTRO DE SALUD: 3 MESES (R3)
  - o VACACIONES: 2 MESES
  - o APRENDIZAJE DE CAMPO EN URGENCIAS (GUARDIAS)
  - o AUTOAPRENDIZAJE
  - o CLASES / TRABAJO GRUPAL / TALLERES
- CUARTO AÑO:
  - o APRENDIZAJE DE CAMPO EN ATENCIÓN PRIMARIA: 11 MESES
  - o VACACIONES: 1 MES
  - o APRENDIZAJE DE CAMPO EN URGENCIAS (GUARDIAS)
  - o AUTOAPRENDIZAJE
  - o CLASES / TRABAJO GRUPAL / TALLERES

Guardias: no menos de tres, ni más de cinco al mes. La distribución de las guardias en 2º y 3º año, queda abierta a combinarse con las rotaciones por las especialidades durante esos dos años.

En hospitales pequeños, las guardias hospitalarias se harán en servicios de urgencias de pluripatología.

Las guardias en Atención Primaria y en Urgencias Hospitalarias, se mantendrán repartidas durante todo el año, a lo largo de los cuatro años de residencia. En todo caso, las guardias en Atención Primaria no deben ser sustituidas por guardias en Urgencias hospitalarias, si ya se han cubierto las horas recomendadas en ese ámbito. Cuando en los centros de salud acreditados no se presten servicios en concepto de atención continuada o éstos sean insuficientes, se podrán realizar guardias en otros centros, para lo que se procederá a la acreditación específica de dichos centros para este cometido. En todos los casos se garantizará la tutorización durante las guardias.

Medicina Física y Rehabilitación

Es la especialidad médica a la que concierne el diagnóstico, evaluación, prevención y tratamiento de la incapacidad encaminados a facilitar, mantener o devolver el mayor grado de capacidad funcional e independencia posibles.

Duración de la formación: 4 años.

Rotaciones: primer año de residencia

- 3 meses en Medicina Física y Rehabilitación (MFR), para la acogida del residente en la especialidad y el aprendizaje básico del concepto, campo de acción, objetivos y metodología del proceso asistencial.
- 2 meses en Medicina Interna a fin de capacitar al residente en los mecanismos fisiopatológicos de la enfermedad así como en la relación clínico-patológica de los procesos que posteriormente, en la fase aguda, subaguda o crónica o de discapacidad, serán atendidos en MFR.
- 2 meses en Cirugía Ortopédica y Traumatología (COT), para que el residente se familiarice con el conocimiento básico de la patología ortopédica y traumática del aparato locomotor y adquiera conocimientos básicos de las técnicas conservadoras y quirúrgicas empleadas en el tratamiento, los criterios de reducción, estabilización, osteosíntesis y tiempos de carga y función así como conocimiento relativos a los cuidados de rutina y enfermería de los pacientes hospitalizados o ambulantes y medidas de inmovilización y soporte para la MFR.
- 2 meses en Radiodiagnóstico a fin de que el residente adquiera conocimientos de diagnóstico por imagen osteoarticular, de partes blandas musculoesqueléticas y neuroimagen y valoración de técnicas y correlaciones anatomoradiológicas.
- 2 meses en Neurología a fin de que el residente adquiera conocimientos de metodología diagnóstica en neurología y en los procesos de enfermedad cerebrovascular, traumatismos craneoencefálicos, patología de la medula espinal, enfermedades desmielinizantes, patología nerviosa periférica, trastornos del movimiento y miopatías.

Segundo año de formación (R-2)

- Formación en Medicina Física (3 meses)
- Formación en Rehabilitación Vascular y Linfedema (1 mes),
- Formación en MFR Esfinteriana (1 mes)
- Formación en MFR Vestibular (1 mes)
- Formación en Medicina Ortopédica y Manual (1 mes)
- Formación en MFR de la Patología de la Columna vertebral (2 meses)

- Formación en Valoración de la Discapacidad y del Daño Corporal (2 meses)

Tercer año de formación (R-3)

- Formación en Medicina Física y Rehabilitación en edad infantil (2 meses)
- Formación en MFR neurológica
- Formación en Daño Cerebral y Lesión Medular
- Formación en Biomecánica, Medicina Física Ortoprotésica y MFR de Amputados (2 meses)
- Formación en Asistencia Primaria (1 mes)
- Formación del R-3 MFR en logofoniatría de la comunicación y de las alteraciones cognitivas (2 meses)

Cuarto año de formación

- Formación del R4 MFR Cardiaca (1 mes)
- Formación del R4 en MFR Respiratoria.
- Formación del R4 en MFR del paciente inmovilizado/quemado
- Formación del R4 en MFR del Deporte (1 mes)
- Formación del R4 en Tratamiento del Dolor (1 mes)
- Formación del R4 en MFR Reumatológica (2 meses)

Guardias: primer año de formación (R1): Se distribuyen en seis meses en Medicina Interna y cinco meses en Cirugía Ortopédica y Traumatología (COT).En el segundo año de formación (R-2) las guardias se realizarán en COT. En el tercer y cuarto año de formación (R-3-4) se realizarán guardias específicas en MFR, en el servicio de urgencias o en asistencia hospitalaria.

Se recomienda la realización de entre cuatro y seis guardias mensuales.

Medicina Intensiva

Es aquella parte de la Medicina que se ocupa de los pacientes con alteraciones fisiopatológicas que hayan alcanzado un nivel de severidad tal que representen una amenaza actual o potencial para su vida y al mismo tiempo, sean susceptibles de recuperación.

Las Unidades de Cuidados Intensivos (UCI), de Medicina Intensiva (UMI) o de Vigilancia Intensiva (UVI), son los lugares fundamentales en donde se realiza la labor asistencial de la especialidad. Se trata de Servicios Centrales de carácter polivalente, que funcionan en íntima conexión con los demás servicios hospitalarios y del Área de Salud y atienden tanto a pacientes médicos como quirúrgicos, con el denominador común de su carácter crítico y potencialmente recuperable. Para ello disponen de unas características de diseño arquitectónico, equipamiento técnico y personal cualificado peculiar. De igual modo, la atención propia de la Medicina Intensiva se puede aplicar también en el ámbito extrahospitalario, en cualquier lugar en que sean necesarias sus prestaciones, especialmente con motivo del transporte del paciente en situación crítica o en la atención sanitaria a las situaciones de catástrofe de cualquier tipo.

Duración de la formación: 5 años.

Rotaciones: Los dos primeros años de formación troncal en el área de Medicina se destinarán a rotaciones por los servicios de Medicina Interna, especialidades médicas y Área de Urgencias del hospital, en forma similar al resto de los médicos residentes de otras especialidades del tronco de Medicina.

Las guardias serán realizadas igualmente en estos servicios y los médicos residentes participarán activamente en sus sesiones clínicas, bibliográficas y de otro tipo. No obstante, la tutoría y el seguimiento del programa de formación se realizarán mediante el contacto con el jefe y el tutor de residentes de la unidad docente de Medicina Intensiva.

 Durante los tres años de formación específica, el 70% del tiempo se dedicará como mínimo a la unidad de Medicina Intensiva, teniendo en cuenta que si la estructura y/o tipo de enfermos asistidos en la Unidad a que pertenece el médico residente no puede cubrir todos los objetivos docentes antes descritos, deberá rotar por otra Unidad en la que puedan ser realizados.

Los períodos dedicados a estas rotaciones estarán en relación con los objetivos a cubrir y deberán incluir la conformidad de la Unidad Docente complementaria.

Al margen de éstas, deberán existir como mínimo los siguientes períodos de rotación:

- CARDIOLOGIA: 4 meses.
- NEUMOLOGIA: 3 meses.
- NEFROLOGIA: 2 meses.
- NEUROLOGIA: 2 meses.
- ANESTESIOLOGIA-UNIDAD DE DOLOR: 1 mes.

Alguno de estos períodos podrá ser reducido o suprimido si se considera que durante los dos años de formación troncal básica se alcanzaron los objetivos propuestos. Este programa de rotaciones podrá ser adecuado a las peculiares características del hospital, previa aprobación de la Comisión Local de Docencia.

Guardias: Se considera aconsejable que durante los tres años de formación específica en Medicina Intensiva, se realicen en la UCI todos los turnos de guardia correspondientes, incluso los que coincidan con períodos de rotación en otras especialidades.

Medicina Interna

Es una especialidad médica de larga tradición, que aporta una atención global al enfermo adulto de carácter preferentemente hospitalario. Los internistas se forman bajo el principio de que ninguna enfermedad o problema clínico del adulto es ajeno a su incumbencia y responsabilidad.

Duración de la formación: 5 años.

Rotaciones: Como se disponen de sesenta meses de tiempo de formación incluyendo los períodos vacacionales, se estima que la rotación por Medicina Interna y áreas afines debe cubrir unos cuarenta y dos meses, destinando los 18 restantes para rotar por otras unidades o servicios.

- Primer período de rotación: 12 meses
  - Áreas de Urgencias Generales hospitalarias: 3 meses.
  - Resto del año en áreas de hospitalización de agudos de Medicina Interna.
  - *Guardias* en Urgencias-Medicina máximo de 6 mensuales.
- Segundo período de rotación 18 meses.
  Áreas de hospitalización y de consulta externa de especialidades médicas. En el caso de existir aprendizaje de determinadas técnicas se realizará en Unidades de técnicas específicas. Gabinetes de técnicas específicas. Áreas de urgencias de mayor complejidad. *Guardias* de urgencias e inicio tutelado de su actuación como especialista.
- Tercer período de rotación. 24 meses
  - Hospitalización y Consulta Externa de Medicina Interna: 14 meses.
  - Consulta externa del residente o monográfica: 3 meses.
  - Áreas alternativas a la hospitalización convencional 2 meses: hospital de día, corta estancia, Unidad de diagnóstico rápido, hospitalización domiciliaria.
  - Hospital comarcal 3 meses: si hay disponibilidad en el área de influencia del hospital en donde se forme el residente.
  - Urgencias o áreas de pacientes críticos 2 meses.
  - *Guardias* con menor grado de tutela.
- Cuarto período de rotación. 6 meses.
  - Hacerse cargo de camas de hospitalización de Medicina Interna con supervisión sólo a demanda.
  - Realizar funciones de consultoría en servicios quirúrgicos.
  - Ejercer en las guardias de médico con experiencia.
  - Optativo 3 meses en áreas consideradas necesarias para paliar déficits.
  - Posibilidad de rotaciones externas nacionales o internacionales.
- Rotación por atención primaria.

Guardias: Se recomienda la realización a lo largo del periodo de residencia de entre cuatro y seis guardias mensuales.

Medicina Nuclear

Es la especialidad médica que emplea los isótopos radiactivos, las radiaciones nucleares, las variaciones electromagnéticas de los componentes del núcleo atómico y técnicas biofísicas afines para la prevención, diagnóstico, terapéutica e investigación médicas. Incluye el estudio de los fenómenos biológicos originados por la utilización de los isótopos radiactivos, así como el empleo de ciclotrones y reactores nucleares en la producción de radionucléidos de uso médico, y la aplicación de sistemas de reconstrucción de imágenes y de elaboración de datos.

Duración de la formación: 4 años.

Rotaciones: ETAPA DE FORMACION GENERICA

Se realizará fundamentalmente durante el primer y segundo años. Consistirá en el aprendizaje de las bases fundamentales de Matemáticas, Estadística, Física, Química, Radiobiología, Radiofarmacología, Instrumentación, Protección Radiológica y Seguridad en el Trabajo, en su aplicación a la Medicina Nuclear. Igualmente se dedicarán a la comprensión de los fenómenos fisiológicos, bioquímicos, fisiopatológicos y patológicos estudiados, así como al estudio de los métodos de producción de radionucléidos, en especial de los generadores, y de la química del 99mTc.

ETAPA DE FORMACION ESPECÍFICA

Se realizará fundamentalmente durante los años segundo, tercero y cuarto. El objetivo fundamental en esta etapa será que el residente vaya aprendiendo a asumir correctamente y de forma progresiva las diversas responsabilidades profesionales que comprende la especialidad.

Durante esta etapa, el residente pasará un período, mínimo de 6 meses y máximo de 12, dedicado al laboratorio de radio e inmunoanálisis.

Durante los años tercero y cuarto dispondrá de un período opcional de 6 meses para rotar en otros servicios, recomendándose especialmente los de Radiodiagnóstico y Medicina Interna.

El resto del tiempo lo dedicará a rotar por las áreas de estudios in vivo del servicio de Medicina Nuclear.

También se considera muy recomendable que durante esta etapa el residente asista con asiduidad a las sesiones clínicas del hospital y de otros servicios.

Guardias: Durante el primer año se considera muy recomendable la realización de guardias en el servicio de urgencias.

Medicina Preventiva y Salud Pública

Está constituida por cinco campos de acción o áreas profesionales específicas, que son la epidemiología, la administración sanitaria, la medicina preventiva, la salud ambiental y laboral y la promoción de la salud.

Puede definirse como una especialidad «que capacita para la investigación, aplicación y fomento de políticas y actividades de promoción y protección de la salud (para reducir la probabilidad de la aparición de la enfermedad, o impedir o controlar su progresión) de vigilancia de la salud de la población, de identificación de sus necesidades sanitarias y de planificación, gestión y evaluación de los servicios de salud».

La formación se realizará en Unidades Docentes acreditadas. La Unidad Docente se define como el conjunto de centros y unidades asistenciales, de investigación y de salud pública que coordinadamente permiten desarrollar el programa de formación de la especialidad de Medicina Preventiva y Salud Pública, dependiendo administrativamente del servicio de salud correspondiente

Duración de la formación: 4 años.

Rotaciones: El Programa de la especialidad se desarrollará en <u>tres etapas</u>:

La <u>primera</u> etapa se realizará en una escuela o centro formativo de salud pública acreditado durante nueve meses de los doce primeros de residencia.

Cuando el inicio del Curso Superior en Salud Pública no coincida con la incorporación de los residentes seleccionados en la correspondiente convocatoria MIR, dicha incorporación podrá producirse en los centros de Atención Especializada, cumpliendo parcialmente la segunda de las etapas del periodo formativo que se completará una vez terminado el Curso Superior en Salud Pública.

La <u>segunda</u> etapa de formación se realizará en centros y unidades de atención especializada y atención primaria durante dieciocho meses.

La <u>tercera</u> etapa, de veintiún meses, se realizará en centros de investigación en salud pública (seis meses) y en unidades administrativas con funciones de salud pública (quince meses).

También podrá contemplarse la rotación por organizaciones internacionales vinculadas al sector sanitario o a organizaciones no gubernamentales de cooperación al desarrollo.

Guardias: El residente prestará servicios en concepto de Atención Continuada en los centros y unidades de Atención Primaria y Atención Especializada integrados en la unidad docente, fundamentalmente en servicios hospitalarios de Medicina Preventiva, en Unidades de Administración y Gestión de dichos centros y en unidades/sistemas de alerta de los servicios públicos de las correspondientes comunidades autónomas.

La prestación de servicios en concepto de Atención Continuada será obligatoria durante la segunda y tercera etapa del periodo formativo y su realización se supervisará por los responsables de las unidades en las que se presten dichos servicios. Desde el punto de vista formativo, los módulos de atención continuada que se estiman necesarios para una adecuada formación del residente, oscilarán entre uno y cuatro mensuales.

Medicina del Trabajo

Ha sido definida por la Organización Mundial de la Salud como:

«La especialidad médica que, actuando aislada o comunitariamente, estudia los medios preventivos para conseguir el más alto grado de bienestar físico, psíquico y social de los trabajadores, en relación con la capacidad de éstos, con las características y riesgos de su trabajo, el ambiente laboral y la influencia de éste en su entorno, así como promueve los medios para el diagnóstico, tratamiento, adaptación, rehabilitación y calificación de la patología producida o condicionada por el trabajo.»

Es una especialidad de orientación clínica y social en la que confluyen cinco vertientes o áreas de competencia fundamentales: Preventiva, Asistencial, Pericial, Gestora y Docente e Investigadora.

Duración de la formación: 4 años.

Rotaciones: comprende tres etapas:

La primera etapa que se realizará, en un Centro Formativo/Departamento Universitario acreditado (al que esté adscrita la escuela u otras estructuras docentes en Medicina del Trabajo) tendrá una duración de 800 horas.

La segunda etapa de formación en la práctica clínica, se realizará en hospitales y centros de salud de la correspondiente Unidad Docente, durante veinte meses.

La tercera etapa se realizará en Servicios de Prevención de riesgos laborales y otras unidades/servicios/institutos relacionados con la materia, durante veintidós meses.

Guardias: Durante las etapas segunda y tercera del periodo formativo el residente realizará guardias en los centros y unidades de atención especializada y atención primaria y en su caso, en los Servicios de Prevención integrados en la unidad docente, fundamentalmente en puertas. Las guardias serán supervisadas por miembros del staff. Las guardias que se estiman aconsejables para una adecuada formación del residente, oscilarán entre uno y dos módulos mensuales de atención continuada.

Microbiología y Parasitología

Estudia los microorganismos que se interrelacionan con el hombre y la naturaleza de dicha relación que, en ocasiones se traduce en una enfermedad infecciosa.

El hombre enfermo, portador o especialmente susceptible a la infección es el objetivo central de la actuación del facultativo especialista en Microbiología y Parasitología para su diagnóstico, orientación terapéutica, estudio epidemiológico y actuaciones preventivas.

Otras vías de acceso: Farmacia, Biología, Química y Bioquímica.

Duración de la formación: 4 años.

Rotaciones: Primer año:

- Toma, recepción, y procesamiento de muestras. Preparación de medios de cultivo y reactivos. Área administrativa. . . . . 3 m
- Laboratorio de hemocultivos. . . . . 3 m
- Laboratorio de orinas . . . . 2 m
- Laboratorio de Coprocultivos . . . . 2 m
- Laboratorio de muestras genitales y consulta de ETS. . . . . 1 m

Segundo año:

- Laboratorio de exudados, líquidos estériles, etc. (incluyendo anaerobios) . . 4 m
- Laboratorio de identificación y pruebas de sensibilidad. . . . . . 4 m
- Laboratorio de Micobacterias . . . . 3 m
- Laboratorio de Micología. . . . . 2 m

Tercer año:

- Laboratorio de Parasitología. . . . . 2 m
- Laboratorio de Virología (cultivos celulares y diagnóstico molecular) .. 6 m
- Laboratorio de Serología. . . . . 3 m

<u>Cuarto año:</u>

- Control de la infección hospitalaria, control ambiental, epidemiología microbiana y molecular y asistencia a comisiones hospitalarias. ... . 4 m
- Control de calidad y bioseguridad . . . . 2 m
- Diseño y desarrollo de un proyecto de investigación aplicado a la Microbiología Clínica y Molecular . . . . 6 m

Guardias: En el supuesto de que se realicen guardias se recomienda entre 4 y 6 mensuales.

Nefrología

Es una especialidad médica, que tiene por objeto el estudio morfológico y funcional del riñón en condiciones normales y patológicas.
Es una especialidad cuyo campo de acción es tanto hospitalario como extrahospitalario
Duración de la formación: 4 años.
Rotaciones:
<u>Estancia inicial en Nefrología</u> (de 1 a 2 meses)

<u>Rotaciones por especialidades afines y complementarias</u> (16 meses)

- Rotaciones obligatorias.–Incluye un período de 12 meses, distribuido de la siguiente forma:
  o Medicina interna (5 meses).
  o Cardiología (2 meses).
  o Endocrinología (entre 1 y 2 meses).
  o Cuidados intensivos (2 meses).
  o Rotación por atención primaria
- Rotaciones electivas.–Incluirá un período de entre 3 y 4 meses para rotar en dos de las tres especialidades siguientes:
  o Urología.
  o Anatomía patológica.
  o Diagnóstico por imagen.

<u>Las rotaciones en el servicio de Nefrología</u> son obligatorias y se realizarán en las unidades básicas que lo constituyen, con la siguiente distribución:

- Unidad de hospitalización (9 meses).
- Unidad de diálisis y técnicas de depuración extrarenal (7 meses).
- Unidad de diálisis peritoneal (2 meses).
- Trasplante renal (5 meses).
- Unidad de consulta externa (5 meses).
- Laboratorio, unidad experimental u otro centro (2 meses).

Guardias: Se aconseja la realización de entre 4 y 6 mensuales.

- Durante el primer año se realizarán guardias en las urgencias hospitalarias y en medicina interna.
- A partir del segundo año, las guardias serán fundamentalmente de la especialidad.

Neumología

Es la parte de la medicina que se ocupa de la fisiología y la patología del aparato respiratorio. Su finalidad básica es el estudio de la etiología, la epidemiología, la patogenia, la fisiopatología, la semiología, el diagnóstico, el tratamiento, la prevención y la rehabilitación de las enfermedades respiratorias.

Los principios diagnósticos y terapéuticos de la Neumología son similares a los de la medicina interna, si bien existen aspectos que distinguen claramente a ambas especialidades. El aspecto diferencial más importante es el de su dependencia y dominio de las técnicas que le son específicas como son, en el ámbito del diagnóstico, las del análisis de la función pulmonar, la endoscopia respiratoria o torácica, la polisomnografía y la poligrafía cardiorrespiratoria, y en el ámbito terapéutico, la ventilación mecánica, la broncoscopia intervencionista y la rehabilitación.

Duración de la formación: 4 años.

Rotaciones: Período de formación genérica (18 meses)

- Primer año de residencia (12 meses, computando el período vacacional)
  - o Medicina interna o especialidades médicas afines, ocho meses (rotación obligatoria)
  - o Cardiología, 3 meses que incluirán la formación en hemodinámica – cateterismo cardíaco derecho (rotación obligatoria) –.
- Segundo año de residencia (primer semestre, computando las rotaciones obligatorias y optativas de este período y el período vacacional).
- Radiodiagnóstico torácico, dos meses (rotación obligatoria).
- Cirugía torácica, dos meses (rotación obligatoria).
- Otras rotaciones: dos meses del segundo año de formación.

Período de formación específica (30 meses).

- Segundo año de residencia (segundo semestre). Clínica neumológica (sala de hospitalización), cinco meses.
- Tercer año de residencia (12 meses, computando el período vacacional).
  - o Técnicas instrumentales (broncológicas y pleurales), tres meses.
  - o Exploración funcional respiratoria y trastornos respiratorios del sueño, tres meses.
  - o Cuidados respiratorios intensivos e intermedios, cinco meses.
- Cuarto año de residencia (12 meses, computando el período vacacional).
  - o Exploración funcional respiratoria y trastornos respiratorios del sueño, tres meses.
  - o Técnicas instrumentales (broncológicas y pleurales), tres meses.

- Clínica neumológica (sala de hospitalización-cuidados respiratorios intermedios-consultas externas), cinco meses.

Formación en protección radiológica

Rotación por atención primaria

Guardias: Durante el periodo de formación genérica: Se realizarán guardias en unidades de urgencias y de medicina interna con un nivel de responsabilidad 3 (R1) y 2 (R2). Aconsejándose realizar entre cuatro y seis mensuales.

Neurocirugía

Es una disciplina de la medicina y una especialidad médica de carácter quirúrgico que se ocupa del estudio y tratamiento, (esto es, la prevención, diagnóstico, evaluación, terapéutica, cuidado intensivo y rehabilitación) de las enfermedades quirúrgicas o potencialmente quirúrgicas del sistema nervioso central, periférico y autónomo, incluyendo sus cubiertas, vascularización y anejos como la hipófisis, así como del manejo operatorio y no operatorio del dolor, cualquiera que sea la edad del paciente.
Duración de la formación: 5 años.
Rotaciones: Parte formativa común (primer año de residencia)

- Iniciación a la neurocirugía y adquisición de conocimientos comunes con otras especialidades en ciencias de la salud a través de períodos rotacionales de 2 meses por las siguientes especialidades: Neurología, Cuidados Intensivos, Anatomía Patológica, Neurorradiología.
- Formación obligatoria en Protección Radiológica
- Formación en metodología de la investigación, bioética y gestión clínica

Parte formativa específica (durante el segundo, tercero, cuarto y quinto años) Los cuatro años que integran este período se cumplirán en el Servicio de Neurocirugía, siendo obligatoria la realización de las siguientes rotaciones:

- Neurocirugía Pediátrica: Duración: Tres meses.
- Radiocirugía. Duración: Un mes.
- Neurorradiología intervencionista: Duración: Un mes
- Otras áreas

Guardias: el residente realizará guardias en el Servicio de Neurocirugía, en los Servicios de rotación en términos análogos a los de los residentes que se estén formando en dichos servicios y en el servicio de urgencias. Las guardias tienen carácter formativo y se aconseja realizar entre cuatro y seis mensuales.

Neurofisiología Clínica

Es una especialidad médica que se fundamenta en los conocimientos de las neurociencias básicas, tiene como objetivo la exploración funcional del sistema nervioso, utilizando las técnicas de electroencefalografía, de electromiografía, de polisomnografía, de potenciales evocados, de magnetoencefalografía, así como de neuromodulación, con fines diagnósticos, pronósticos y terapéuticos. Por tanto, esta especialidad comprende el estudio, la valoración y modificación funcional del sistema nervioso (central y periférico), y de los órganos de los sentidos y musculares tanto en condiciones normales como patológicas.

Duración de la formación: 4 años.

Rotaciones: La formación genérica, que se llevará a cabo durante el primer año de residencia, abarcará las siguientes áreas:

- Área de formación transversal
- Área de formación básica: Neurofisiología clínica
- Área de formación clínica básica

Período de formación específica

- Segundo año de residencia
  - Primer período de formación en electroencefalografía (6 meses)
  - Segundo período de formación en polisomnografía y en trastornos del sueño (6 meses)
- Tercer año de residencia
  - Formación en electromiografía
  - Formación en electroneurografía (ENG). Estudios de conducción nerviosa
  - Transmisión neuromuscular
- Cuarto año de residencia
  - Potenciales evocados (8 meses)
  - Segundo período de formación en electroencefalografía (4 meses)
  - Otras técnicas neurofisiológicas

Guardias: Durante el período de formación genérica las guardias se realizarán en urgencias generales del hospital, aconsejándose la realización de entre 4 y 6 mensuales.

Durante los 3 años de formación específica, el médico en formación deberá realizar guardias de la especialidad bajo la supervisión de médicos especialistas, aconsejándose la realización de entre 4 y 6 mensuales. Con carácter preferente dichas guardias tendrán los siguientes contenidos:

a) Polisomnografías nocturnas.

b) Test de latencias múltiples de sueño.

c) Monitorizaciones EEG/video-EEG de larga duración.

d) Monitorizaciones intraquirúrgicas.

e) Diagnóstico de coma y muerte cerebral.

f) Estudios EEG, EMG y de potenciales evocados en pacientes con patología de urgencia.

Neurología

Es la especialidad médica que estudia la estructura, función y desarrollo del sistema nervioso (central, periférico y autónomo) y muscular en estado normal y patológico, utilizando todas las técnicas clínicas e instrumentales de estudio, diagnóstico y tratamiento actualmente en uso o que puedan desarrollarse en el futuro.

Duración de la formación: 4 años.

Rotaciones: Formación general en Medicina Clínica y Psiquiatría: 1 año.

Durante el primer año se dedicarán 7 meses a la formación general en especialidades médicas, preferentemente cardiología, endocrinología y enfermedades infecciosas, incluyendo guardias de Urgencias Generales y/o Medicina Interna, 2 meses a la formación en Psiquiatría incluyendo guardias de esta especialidad, y 3 meses a la iniciación en la Neurología

Formación en Neurología Clínica: 3 años

- Rotaciones en la Unidad docente de Neurología: 15 meses.
- Rotaciones obligatorias: 12 meses. Se realizaran las siguientes rotaciones, con una duración en cada una de ellas no inferior a los 2 meses: Neuroimagen. Neurofisiología Clínica. Neurosonología. Neurocirugía. Neurología infantil. Neurorradiología Intervencionista.
- Rotaciones opcionales: 9 meses. Se deberá realizar al menos dos de las siguientes rotaciones, con una duración en cada una de ellas no inferior a los 2 meses:
  - Unidad de Demencias y Neuropsicología, incluyendo centros de día.
  - Unidad de Trastornos del Movimiento y Cirugia funcional.
  - Unidad de Patología Neuromuscular.
  - Unidad de Epilepsía, Sueño y Cirugia de la Epilepsia.
  - Unidades del Dolor.
  - Unidad de Cuidados Intensivos Neurologicos.
  - Neuropatología.
  - Neuro-oftalmología.
  - Neurootología.
  - Neurourología.
  - Neurooncología.
  - Neurología regenerativa.
  - Neurogenética.
  - Neurofarmacología.
  - Neuroinmunología y esclerosis múltiple.
- Rotación por Protección Radiológica
- Rotación por Atención Primaria

Guardias: Primer año. Cada residente realizará guardias de Medicina Interna y/o urgencias generales y Psiquiatría, tutorizadas por los especialistas correspondientes. Segundo, tercer y cuarto año. Los residentes realizarán guardias específicas de Neurología, tutorizadas por un especialista en Neurología.

Obstetricia y ginecología

Actualmente es una especialidad de contenido extenso y diverso que incluye:

- La fisiología de la gestación, el parto y el puerperio, así como de su patología y su tratamiento.
- La fisiología, patología y tratamiento inherente a los órganos que constituyen el tracto genital femenino, incluyendo la mama.
- Los fenómenos fisiológicos y patológicos de la reproducción humana y su tratamiento.
- Los aspectos preventivos, psíquicos y sociales que necesariamente se relacionan con los apartados anteriores.

Duración de la formación: 4 años.

Rotaciones: Rotaciones obligatorias

R1	Atención al embarazo normal. Atención al puerperio normal. Atención a urgencias generales.	R1 a R4
R2	Atención al embarazo y puerperio patológico. Ginecología general. Contracepción. Menopausia. Suelo pélvico.	Cirugía ginecológica programada
R3	Patología cervical y del tracto genital inferior. Endocrinología y reproducción. Histeroscopia..	Atención al parto
R4	Oncología ginecológica. Patología mamaria. Diagnóstico prenatal.	Atención a urgencia obstétricas y ginecológicas

Rotaciones por otras especialidades (obligatorias de libre elección).

- Rotación por especialidades quirúrgicas: Cirugía General y Urología.
- Rotación por especialidades médicas: Medicina Interna, Cardiología, Endocrinología y Medicina Familiar y Comunitaria (en las comunidades donde Medicina de Familia desarrolle programas de atención a la salud de la mujer) y unidades de Genética.

Cada residente deberá realizar al menos una rotación optativa de cada bloque. El tiempo dedicado a ambas rotaciones será de 2-3 meses.

Formación en protección radiológica

Guardias: se realizarán durante todos los años de formación.

Durante las rotaciones, los residentes de Obstetricia y Ginecología realizarán guardias en las mismas condiciones que el servicio que los acoja y en su caso, en urgencia hospitalaria. Se recomienda que el número de guardias sea entre 4 y 6 mensuales

Oftalmología

Es la especialidad médico-quirúrgica que se relaciona con el diagnóstico y tratamiento de los defectos y de las enfermedades del aparato de la visión. El fundamento de ésta especialidad, de larga tradición en nuestro sistema sanitario radica en la especificidad anatómica y funcional del aparato visual.

Duración de la formación: 4 años.

Rotaciones: Primer año: El residente se dedicará a realizar su formación en oftalmología general y básica y en refracción.

Esta formación se realizará rotando por las consultas externas del área que incluye ambulatorios y policlínicas del hospital docente.

Segundo, tercer año y primer cuatrimestre del cuarto año: Se harán rotaciones por las distintas unidades del servicio con períodos mínimos de estancia, tal y como se describe a continuación:

- Unidad Segmento Anterior.................. 8 m
- Unidad Retina Médica-Retina-Vítreo ... 8m
- Neurooftalmología y Estrabismo 4m
- Orbita y anejos 4m

  Total...................................... 24m

Formación en protección radiológica
Formación en atención primaria

Guardias: Durante el primer año se podrán realizar guardias generales de urgencias y a partir del segundo año las guardias serán de oftalmología. Se recomienda la realización de entre cuatro y seis guardias al mes.

Oncología médica

Es una especialidad que capacita para la evaluación y el tratamiento médico, tanto global como específico, de los pacientes con cáncer.

Duración de la formación: 4 años.

Rotaciones: En el primer y segundo año el residente debe recibir formación genérica de Medicina Interna y especialidades médicas. Además, durante el segundo año el residente debe completar su formación con 2 meses en Oncohematología y 2 meses en Radioterapia.

Durante el tercer y cuarto año de residencia el MIR estará dedicado exclusivamente a Oncología Médica.

Formación en protección radiológica.

Guardias: El Oncólogo Médico debe realizar las guardias de Medicina Interna. En el caso de que el hospital disponga de guardias específicas para el servicio de Oncología Médica, los residentes harán guardias específicas en ese Servicio a partir del tercer año de residencia. Durante sus rotaciones por Hematología o Radioterapia, y en el caso de que estos servicios dispongan de guardias específicas, harán los turnos de guardia que les correspondan equiparados a los residentes del mismo año de dichas especialidades.

Se recomienda que el número de guardias sea entre 4 y 6 mensuales.

Oncología radioterápica

Es una rama de la medicina clínica que utiliza la radiación ionizante, sola o en combinación con otras modalidades terapéuticas, para el tratamiento del cáncer y otras enfermedades no neoplásicas.

Duración de la formación: 4 años.

Rotaciones: primera fase (15 meses) de formación general

- R1 (Nueve primeros meses) rotaciones obligatorias por: Medicina Interna y/o especialidades médicas. Urgencias. Diagnóstico por imagen (mínimo 4 meses).
- R1 (Cuarto trimestre) y R2 (primer trimestre) rotaciones opcionales entre: Oncología Médica. Oncología Pediátrica. Hematología Oncológica. Anatomía Patológica. Cirugía General y del Aparato Digestivo. Ginecología. Otorrinolaringología. Urología.

Segunda fase (33 meses) de formación específica en la especialidad que abarca los tres últimos trimestres de R2 y el año completo de R3 y R4

Guardias: Los residentes se integrarán en las actividades que se lleven a cabo en los servicios de rotación, incluidas guardias, bajo la supervisión de los correspondientes especialistas sin perjuicio de la tutorización general del proceso formativo por el responsable del mismo en oncología radioterápica. Se recomiendan entre 4 y 6 guardias mensuales.

Otorrinolaringología

Es la especialidad médico-quirúrgica que se ocupa de la prevención, diagnóstico, tratamiento y rehabilitación de las enfermedades del oído y de las vías aero-digestivas superiores (boca, nariz, faringe, laringe) y de las funciones que se derivan de estas (audición, respiración, olfacción, deglución y fonación: voz y habla), así como de las estructuras cervicales y faciales conectadas o relacionadas con dichas patologías y funciones.

Duración de la formación: 4 años.

Rotaciones: Rotaciones en especialidades médicas (preferiblemente dentro de la institución hospitalaria, en la que se esté formando el residente): Radiodiagnóstico, Cirugía Plástica, Estética y Reparadora, Cirugía Oral y Maxilofacial, Neurocirugía, Anatomía Patológica y Neurología. Su duración (entre dos y tres meses).

Asimismo, resulta aconsejable la realización de una rotación externa de dos/tres meses de duración en el ámbito de la Unión Europea o en otras unidades docentes del país particularmente dirigidas a campos de alta tecnificación no disponibles en el servicio de origen.

Rotación para la formación en protección radiológica

Rotación por atención primaria

Guardias: En aquellos hospitales en los que las urgencias de Otorrinolaringología no sean atendidas en el primer nivel, los residentes de primer y segundo año podrán realizar guardias de urgencias generales.

Las guardias tienen carácter formativo y se recomienda la realización de entre cuatro y seis mensuales.

Pediatría

Es la medicina integral del período evolutivo de la existencia humana desde la concepción hasta el fin de la adolescencia, época cuya singularidad reside en el fenómeno del crecimiento, maduración y desarrollo biológico, fisiológico y social que, en cada momento, se liga a la íntima interdependencia entre el patrimonio heredado y el medio ambiente en el que el niño y el adolescente se desenvuelven.

Duración de la formación: 4 años.

Rotaciones:

- Rotaciones por las secciones básicas de Neonatología, hospitalización de Lactantes, Preescolares, Escolares y Adolescentes, Urgencias, Cirugía Pediátrica, UCI Pediátrica y consultas externas.
- Rotaciones fundamentales por áreas con actividad clínica de cardiología, gastroenterología, neumología, neuropediatría, endocrinología y crecimiento y nefrología.
- Rotación obligatoria por Atención Primaria
- Rotación para la formación en protección radiológica
- Rotaciones optativas por áreas específicas o preferentes de la pediatría tales como: oncología, inmunoalergia, genética y dismorfología, infectología, psiquiatría infantil, entre otras.

Guardias: Las guardias se considerarán docentes y serán obligatorias en el programa de formación, siendo recomendable que se realicen entre 4 y 6 mensuales.

Psiquiatría

Es una especialidad médica básica de la que nacen diversas ramas con contenido diferenciado. La amplitud y constante evolución de la especialidad y el hecho de que en el ámbito de la psiquiatría todavía no se hayan desarrollado la troncalidad y las Áreas de Capacitación Específica (sub-especialidades), determinan la configuración de este programa con una amplia base formativa que permita al profesional formado por el mismo actuar, como psiquiatra general, en los diversos campos que hoy integran la psiquiatría, todo ello sin perjuicio de que el programa también prevea que en el último año de residencia se realicen recorridos específicos para que el residente pueda profundizar su formación en alguno de dichos campos

Duración de la formación: 4 años.

Rotaciones:

Formación nuclear	Formación específica
Atención Primaria/Neurología / Medicina Interna Unidad de Hospitalización Breve. Psiquiatría Comunitaria (atención psiquiátrica ambulatoria y apoyo a Atención Primaria). Rehabilitación Psiquiátrica. Interconsulta y Psiquiatría del Enlace. Psiquiatría Infantil y Adolescencia. Alcoholismo y otras Adicciones. Psicoterapia.	Trayecto A: Psiquiatría infantil y de la adolescencia. Psicoterapias. Gerontopsiquiatría. Alcoholismo y otras adicciones. Trayecto B: Áreas propias de la formación nuclear. Áreas propias de la formación específica. Nuevas áreas.
R-1	R-2	R-3	R-4

Guardias: Se aconseja realizar entre 4 y 6 guardias al mes en urgencias generales (durante el primer año) y en psiquiatría.

Radiodiagnóstico

Es la especialidad médica que se ocupa del estudio morfológico, dinámico, morfofuncional y de actividad celular de las vísceras y estructuras internas, determinando la anatomía, variantes anatómicas y cambios fisiopatológicos o patológicos, utilizando siempre, como soporte técnico fundamental, las imágenes y datos funcionales obtenidos por medio de radiaciones ionizantes o no ionizantes y otras fuentes de energía.

Duración de la formación: 4 años.

Rotaciones: –La formación incluye rotaciones por distintas áreas del Servicio de Radiodiagnóstico y por Medicina Nuclear, distribuidas en módulos de 2-3 meses, que proporcionarán al residente la experiencia adecuada básica.

- Abdomen (6-9 meses): Digestivo. Génito-urinario.
- Tórax, incluyendo cardiovascular (6 meses).
- Radiología de urgencias (3 meses).
- Musculoesquelético, incluyendo traumatología y ortopedia (6 meses).
- Neurorradiología y Cabeza y cuello (6 meses).
- Mama (3 meses).
- Radiología vascular e intervencionista (4-6 meses).
- Radiología pediátrica (4-6 meses).
- Medicina Nuclear (2 meses).

Guardias: Durante esta etapa el residente realizará un máximo de 5 guardias mensuales fundamentalmente en unidades de radiodiagnóstico, sin perjuicio de que parte de ellas se realicen en otros servicios de rotación, sólo durante el periodo de la rotación y equiparados a los residentes del mismo año de la especialidad que se estén formando en ese servicio

Reumatología

Es una especialidad médica que procede de la Medicina Interna y que se ocupa del estudio de las enfermedades reumáticas, también denominadas «enfermedades médicas del aparato locomotor» o «enfermedades musculoesqueléticas».

Están incluidas en el campo de la reumatología las enfermedades articulares, las del tejido conectivo, los problemas de columna vertebral, los reumatismos de partes blandas, las enfermedades del metabolismo óseo y el dolor no maligno del aparato locomotor.

Duración de la formación: 4 años.

Rotaciones: Formación genérica en medicina interna y especialidades afines

Este periodo tendrá una duración de entre 12-24 meses. Durante este periodo se articularán rotaciones por: Medicina Interna. Cardiología. Aparato Digestivo. Neumología. Nefrología. Endocrinología. Neurología. Enfermedades Infecciosas. Unidad de Cuidados Intensivos. Rotación en atención primaria. En todo caso ninguna rotación deberá exceder de tres meses, con la excepción de la de Medicina Interna, ni ser inferior a uno.

Formación específica en Reumatología.

Guardias: Durante todo el periodo formativo los residentes realizarán los servicios de guardia de urgencias y/o guardias de planta dentro del departamento de Medicina Interna. Se aconseja la realización de un mínimo de cuatro guardias y un máximo de seis mensuales.

Urología

Es una especialidad médico-quirúrgica que se ocupa del estudio, diagnóstico y tratamiento de las afecciones médicas y quirúrgicas del aparato urinario y retroperitoneo en ambos sexos y del aparato genital masculino sin límite de edad, motivadas por padecimientos congénitos, traumáticos, sépticos, metabólicos, obstructivos y oncológicos.

Duración de la formación: 5 años.

Rotaciones: El período formativo de cinco años consta de una primera fase de formación quirúrgica general durante el primer año de residencia y de una segunda fase de cuatro años de formación específicamente urológica

Primer año de residencia:

- Rotaciones obligatorias durante un período mínimo de diez meses:
  - Cirugía general y del aparato digestivo (tres meses).
  - Cirugía vascular (un mes y medio).
  - U.C.I (un mes y medio).
  - Nefrología (un mes).
  - Radiodiagnóstico (un mes y medio).
  - Ginecología (un mes y medio).
- Rotaciones complementarias, entre otras:
  - Anatomía patológica.
  - Cirugía experimental.

Segundo a quinto año de residencia

Año	C. Externas	Planta	Quirófano	Responsabilidad
R-2	xxx			Nivel I.
R-3	xxx	xxx		Niveles I y II.
R-4		xxx	xxx	Niveles II y III.
R-5		xxx	xxx	Nivel III.

Formación para la protección radiológica

Guardias: Durante el primer año, el residente realizará guardias en las unidades de urgencias médico-quirúrgicas. En los cuatro últimos años de la especialidad las guardias serán específicamente urológicas. Se considera recomendable la realización de entre cuatro y seis guardias mensuales.

Salario MIR

El sueldo **varía** de unas **comunidades** autónomas a otras, las *razones* son varias:

➢ Número de guardias
➢ Sueldo base
➢ Retenciones
➢ El precio de la hora de guardia
➢ Retirada de la paga extraordinaria
➢ Etc…

En los últimos años, se ha producido un descenso generalizado en la cuantía de las nóminas. El salario medio anual de un MIR de primer año (R1) era unos 16.571,17€ en 2009, mientras que en 2011 rondaba los 15.512,87€, y en 2012 sufrió una nueva caída. De hecho, te voy a poner una serie de nóminas tipo de 2012, para que lo analices tú mismo.

A *finales de 2012, un residente en Madrid, Castilla-La Mancha y Navarra tenía*:

▪ **Un Sueldo base** de 1109,05 euros/mes = 13.308,60 euros/año
▪ A esto habría que **sumarle** unos complementos que van aumentando según subes de año de Residencia, dado que también tienes unas responsabilidades mayores. Así las cantidades a sumar eran:
  o R1 = 0 + 1109,05 = 1109,05
  o R2 = 88,72 + 1109,05 = 1197,77
  o R3 = 199,63 + 1109,05= 1308,68
  o R4 = 310,53 + 1109,05 = 14196,8
  o R5 =421,44 + 1109,05 = 1530,49
▪ Y **deducir** múltiples impuestos y retenciones.

Tras hacer esos cálculos tendrías tu sueldo base del mes, pongamos por ejemplo que eres residente de primer año (R1) de Preventiva en una de esas comunidades; escogiste preventiva, porque en tu hospital no hacen guardias (*lo tuyo no es estar alerta de noche, prefieres descansar*), con lo que tu nómina seria solo ese sueldo base, sin complemento (porque al ser R1 es cero), tras deducciones de IRPF…. Ingresarías en cuenta alrededor de 928 euros.

Te puede parecer poco, pero no haces guardias y no solo trabajas, también te estas formando…. Irás cobrando más conforme vayas adquiriendo más experiencia y con ello más responsabilidades.

En esas mismas fechas, en **Galicia** el sueldo base de un Residente (R4) era de 1103, 24 + 308,91 de complemento, (*similares, ya ves*).

Te estarás preguntando, **¿y las guardias?**

La principal diferencia entre Comunidades Autónomas justamente está ahí, en **el precio de la hora de guardia**, vamos a ver un ejemplo de finales de octubre de 2012

Precio Hora Guardia	Madrid	Navarra
R1	9,98	14,58
R2	11,97	17,01
R3	13,97	19,44
R4	15,96	21,39
R5	15,96	21,39

OJO, las nóminas, al menos en Galicia, vienen por separado, por un lado te pagan el sueldo base y por otro las guardias; la razón es simple, *el sueldo base te lo pagan el último día del mes,* pero *las guardias te las pagan a mes vencido, esto es, ¡¡¡a finales del mes siguiente!!! Si aceptas un consejo, ahorra previamente, porque tardaras un par de meses en empezar a cobrar la totalidad del sueldo,…. No desesperes…. Todo tiene sus ventajas y sus inconvenientes, el mes siguiente a finalizar tu residencia, todavía cobraras algo (las guardias del mes anterior…).¡¡ Y no veas que ilusión llevarás!!*

Otra cosa a revisar que varía el importe de la nómina es la retención que te apliquen, a lo largo del año va cambiando y a finales de año, ajustan, con lo que si te retuvieron de menos los meses previos (y por tanto cobraste mas) en diciembre tendrás una mini nómina, y viceversa.

Los principales **recortes** producidos tras la crisis económica que sufrimos, a nivel de residentes han sido la limitación del número de guardias al mes (con la consecuente reducción de sueldo, dado que suponen una parte sustancial de tu salario) y la libranza de las guardias (es decir descansar el día siguiente a una guardia). Si bien estas reducciones se han aplicado de manera desigual según la Comunidad Autónoma en cuestión.

Conviene recordar que **los residentes no pueden trabajar en el ámbito privado durante la residencia**. Tal y como viene reflejado en los artículos:

<u>RD 1146/2006.Art 4.2.</u> Deberes:

a) Realizar todo el programa de formación con dedicación a tiempo completo, sin compatibilizarlo con cualquier otra actividad en los términos establecidos en el artículo 20.3.a) de la Ley 44/2003.

<u>Ley 44/2003.Art 20.3.</u> La formación mediante residencia se atendrá a los siguientes criterios:

a) Los residentes realizarán el programa formativo de la especialidad con dedicación a tiempo completo. La formación mediante residencia será incompatible con cualquier otra actividad profesional o formativa, con excepción de los estudios de doctorado.

Especialidades en el Extranjero

Otra posibilidad, que menciono, pero en la que por el momento no voy a profundizar por salirse del tema de esta obra (*España*), es hacer tu especialidad en otro país.

Te encontraras una realidad y unos sistemas sanitarios que poco o nada tienen que ver con el español, con unas especialidades que no siempre son las mismas que las nuestras, y con tiempo variable de duración. Asimismo tendrás que acreditar un conocimiento mínimo de su idioma.

- En **Estados Unidos**, debes pasar el USMLE (United States Medical Licensing Examination).
- En **Australia**, deberás pasar un examen similar y ciertos requisitos, que puedes consultar al Australian Medical Council (www.amc.org.au).
- Otro país con pruebas similares es **Canadá.**
- En **Portugal,** tienes también un examen de acceso al **Internato Médico,** y una prueba de idioma.
- Y así más....

Si decides optar por hacer tu residencia en el extranjero, y no tienes compromisos que te aten a nuestro país, asegúrate conocer bien su idioma e informarte de sus costumbres y los requisitos previos, tanto académicos como laborales para ser aceptado, y cuanto te costara vivir y como te vas a mantener. La vida del emigrante no es una vida nada fácil, no solo has de acostumbrarte a una nueva cultura, sino que te faltara el apoyo familiar directo. Y ten por seguro que tendrás días que te sentirás feliz y emocionado por haber seguido este camino, pero también habrá otros en que te sentirás cansado, y te preguntaras porque no decidiste hacer otra cosa de tu vida. Es entonces cuando la familia y los amigos más se echan en falta.

Capítulo 5: La Profesión

Y la cosa podía empeorar, es el otro título que se me podía ocurrir para este capítulo. Porque si bien te podía parecer escandaloso el sueldo y/o alguna situación de la residencia. Al terminar, la precariedad laboral y los sueldos no son mejores; sino más bien al contrario.

Desde hace décadas, habrás oído o leído en los medios de comunicación que España tiene uno de los mejores sistemas sanitarios, pero esto no se ve reflejado en los salarios ni en las condiciones laborales de los médicos españoles, que son los peores de la Unión Europea; por algo no es de extrañar la cantidad de médicos que emigraron desde siempre, y más con la que está cayendo hoy día.

Solo se, que no se nada

Tras terminar la carrera y la especialización, descubrirás el ritmo vertiginoso con el que avanza la ciencia hoy día, a diario miles de nuevos artículos, nuevos medicamentos, nuevos conocimientos. Lo cual te implicara constantemente la lectura y repaso de nuevas guías y conceptos para no quedarte desfasado.

Cursos, y bibliografía, que por supuesto sale de tu bolsillo....

Asimismo, los primeros días que te enfrentes al mundo laboral tras terminar tu residencia y ser especialista, recuperaras aquella sensación de los primeros días de facultad, primeros días de residencia, en que todo era desconocido e inquietante... Tranquilo sabes más de lo que crees, y estás preparado para demostrarlo, por algo has recorrido este tortuoso camino y has logrado superar todas las pruebas.

Ahora, tendrás que aprender otras cosas que nada tienen que ver con la medicina, sino con el mercado laboral; como apuntarse y solicitar el paro, entregar curriculums vitae, hacer entrevistas, pedir certificados de empresa,.....

Ya eres MEDICO Especialista. ¡¡ Enhorabuena ¡!

Salidas profesionales

1. Sanidad Privada:

Trabajar en Clínicas y Hospitales Privados, Psicotécnicos, mutuas, Residencias de la tercera edad, consultas propias privadas,....

2. Sanidad Pública:

Cada vez hay menos trabajo y más precario, con más recortes de plantilla los últimos años:

- Se han dejado de renovar contratos de adjuntos eventuales desde 2011-12.
- Se están haciendo contratos de lunes a viernes para no tener que pagar los fines de semana a los eventuales y sustitutos.
- Se están suprimiendo contratos de médicos rurales reunificando pueblos entre los médicos restantes.
- Se están suprimiendo puntos de urgencias extrahospitalarias.
- Hay una tasa de reposición del 10% de las jubilaciones....

En la Sanidad Pública se accede a una plaza fija, mediante una OPE, pero cada vez hay menos y con menos plazas ofertadas para una bolsa mayor de médicos.

Mientras tanto eres un médico eventual, apuntado a unas listas de contratación temporal. Que se resume en contratos de días o guardias sueltas. Pudiendo estar meses sin trabajar ni un día.

Así el **Paro Sanitario**, comenzó el año 2013 con su máximo histórico, con un total de 24.344 profesionales sanitarios apuntados al paro y 32.960 registrados como demandantes de empleo. En enero de 2013 había 2.415 licenciados en Medicina en las listas del INEM. Y en febrero no han mejorado las cifras, nuevo record, 2.728 parados. *En un año el paro en el sector médico ha crecido un 50%.*

Esto puede deberse a múltiples factores, desde los recortes en gasto sanitario, hasta la no previsión del número de alumnos que ingresan a las facultades de Medicina, en relación al número de plazas y médicos existentes. Porque si bien desde 2003 se lleva dando vueltas a la idea de tener un registro de profesionales sanitarios. La realidad es que a día de hoy no existe, sólo hay un proyecto de Real Decreto; cuando se cree dicho registro se podrán planificar las necesidades de médicos en las distintas especialidades y por tanto las plazas MIR y número de alumnos en las universidades.

3. La emigración sanitaria

Si no tienes ataduras familiares, siempre te queda la opción de emigrar a países con déficit de médicos. Como son Alemania, Reino Unido,...

De ahí la importancia de que aproveches para aprender algún idioma extranjero durante la universidad.

Una última advertencia, cuando seas joven médico y empiecen a contratarte como eventual, has de recordar, que las nóminas NO las pagan hasta el mes siguiente. Estarás 2 meses trabajando sin cobrar, p.ej. si terminas la residencia en Mayo y te contratasen en verano (Junio a Septiembre); la nómina de Junio no la cobraras hasta el último día del mes de Julio.

Capítulo 6: Y colorín, colorado...

Esta aventura ha empezado... ahora te toca a ti, tomar tus decisiones...

A continuación tienes un texto clásico, anónimo, para ayudarte; son los consejos atribuidos al dios de la Medicina y la curación, Esculapio, ante las dudas de su hijo

Consejos de Esculapio.

¿Quieres ser médico, hijo mío? *Aspiración es ésta de un alma generosa, de un espíritu ávido de ciencia. Deseas que los hombres te tengan por un dios que alivia sus males y ahuyenta de ellos el temor.*

Pero ¿has pensado en lo que va a ser tu vida?

- *Tendrás que renunciar a la vida privada: mientras la mayoría de los ciudadanos pueden, terminada su tarea, aislarse lejos de los inoportunos, tu puerta estará siempre abierta a todos. A toda hora del día y de la noche vendrán a turbar tu descanso, tus aficiones, tu meditación; ya no tendrás horas que dedicar a tu familia, a la amistad, al estudio. Ya no te pertenecerás.*

- *Los pobres, acostumbrados a padecer, te llamarán sólo en caso de urgencia. Pero los ricos te tratarán como un esclavo encargado de remediar sus excesos: sea porque tienen una indigestión o porque se han resfriado, harán que te despierten a toda prisa tan pronto como sientan la menor molestia. Habrás de mostrarte muy interesado por los detalles más vulgares de su existencia; habrás de decirles si han de comer ternera o pechuga de pollo, si les conviene andar de este modo o del otro cuando salen a pasear. No podrás ir al teatro ni ponerte enfermo: tendrás que estar siempre listo para acudir tan pronto como te llame tu amo.*

- *Eras severo en la elección de tus amigos. Buscabas el trato de hombres de talento, de almas delicadas, de ingeniosos conversadores. En adelante, no podrás desechar a los pesados, a los cortos de inteligencia, a los altaneros, a los despreciables. El malhechor tendrá tanto derecho a tu asistencia como el hombre honrado: prolongarás vidas nefastas y el secreto de tu profesión te prohibirá impedir o denunciar acciones indignas de las que serás testigo.*

- *Crees firmemente que con el trabajo honrado y el estudio atento podrás conquistarte una reputación: ten presente que te juzgarán, no por tu ciencia, sino por las casualidades del destino, por el corte de tu capa, por la apariencia de tu casa, por el número de tus criados, por la atención que dediques a las chácharas y a los gustos de tus clientes. Los habrá que desconfíen de ti si no gastas barba, otros si no vienes de Asia; otros, si crees en los dioses; otros, si no crees en ellos.*

- *Te gusta la sencillez: tendrás que adoptar la actitud de un augur. Eres activo, sabes lo que vale el tiempo. No podrás manifestar fastidio ni impaciencia: tendrás que escuchar relatos que arrancan del principio de los tiempos cuando uno quiere explicarte la historia de su estreñimiento. Los ociosos vendrán a verte por el simple placer de charlar: serás el vertedero de sus nimias vanidades.*

- *Aunque la Medicina es ciencia oscura, que, gracias a los esfuerzos de sus fieles, se va iluminando poco a poco, no te será permitido dudar nunca, so pena de perder tu crédito. Si no afirmas que conoces la naturaleza de la enfermedad, que posees, para curarla, un remedio que no falla, el vulgo irá a charlatanes que venden la mentira que necesita.*

- *No cuentes con el agradecimiento de tus enfermos. Cuando sanan, la curación se debe a su robustez; si mueren, tú eres quien los ha matado. Mientras están en peligro, te tratan como a un dios: te suplican, te prometen, te colman de halagos. Apenas empiezan a convalecer, ya les estorbas. Cuando les hablas de pagar los cuidados que les has prodigado, se enfadan y te denigran. Cuantos más egoístas son los hombres, más solicitud exigen.*

- *No cuentes con que este oficio tan duro te haga rico. Te lo aseguro: es un sacerdocio, y no sería decente que te produjera ganancias como las que saca un aceitero o el que se dedica a la política.*

- *Te compadezco si te atrae lo que es hermoso: verás lo más feo y repugnante que hay en la especie humana. Todos tus sentidos serán maltratados. Habrás de pegar tu oído contra el sudor de pechos sucios, respirar el olor de míseras viviendas, los perfumes harto subidos de las cortesanas; tendrás que palpar tumores, curar llagas verdes de pus, contemplar orines, escudriñar los esputos, fijar tu mirada y tu olfato en inmundicias, meter el dedo en muchos sitios. Cuántas veces, en un día hermoso y soleado, al salir de un banquete o de una representación de Sófocles, te llamarán para que vayas a ver a un hombre que, molestado por dolores de vientre, te presentará un bacín nauseabundo, diciéndote satisfecho: Gracias a que he tenido la precaución de no tirarlo. Recuerda entonces que has de agradecerlo y mostrar todo tu interés por aquella deyección.*

- *Hasta la belleza misma de las mujeres, consuelo del hombre, se desvanecerá para ti. Las verás por la mañana, desgreñadas, desencajadas, desprovistas de sus bellos colores, olvidada por los muebles parte de sus atractivos. Dejarán de ser diosas para convertirse en seres afligidos de miserias sin gracia. Sólo sentirás por ellas compasión.*

- *El mundo te parecerá un vasto hospital, una asamblea de individuos que se quejan. Tu vida transcurrirá a la sombra de la muerte, entre el dolor de los cuerpos y las almas, viendo unas veces el duelo de quien es destrozado por la pérdida de su padre, y otras la hipocresía que, a la cabecera del agonizante, hace cálculos sobre la herencia.*

- *Cuando a costa de muchos esfuerzos hayas prolongado la existencia de algunos ancianos o de niños débiles y deformes, vendrá una guerra que destruirá lo más sano que hay en la ciudad. Entonces te encargarán que separes los menos dotados de los más robustos, para salvar a los enclenques y enviar a los fuertes a la muerte.*

- *Piénsalo bien mientras estás a tiempo. Pero si, indiferente a la fortuna, a los placeres, a la ingratitud; si, sabiendo que te verás muchas veces solo entre fieras humanas, tienes el alma lo bastante estoica para satisfacerse con el deber cumplido, si te juzgas suficientemente pagado con la dicha de una madre que acaba de dar a luz, con una cara que sonríe porque el dolor se ha aliviado, con la paz de un moribundo a quien acompañas hasta el final; si ansías conocer al hombre y penetrar en la trágica grandeza de su destino, **entonces, hazte médico, hijo mío.***

El futuro

Lo que nos deparará el futuro, no lo sabemos, pero como habrás podido comprobar son tiempos convulsos, y de profunda reestructuración a todos los niveles: Acceso a la Universidad, formación especializada, y profesión médica. Con cambios sociales, económicos, educativos, laborales y legislativos.

Nada de extrañar, puesto que la profesión médica nunca ha sido fácil, o al menos así aparece reflejado desde los primeros siglos de nuestra historia. Es una carrera y profesión dura, pero hermosa. Aquí simplemente te he presentado la realidad, tal y como es en la actualidad y como yo la he vivido; puede que cambie a mejor o peor en un futuro más o menos mediato, puede que no sea como te lo esperabas o como la medicina de las series de TV que has visto, sea como fuere; y estés en la fase de tu vida que estés, ahora te toca tomar tus decisiones, las cuales marcaran tu devenir y tu futuro, y que nadie más podrá tomar por ti.

Lo único que te puedo recomendar, es que tomes la decisión sin mirar atrás, apoyándote en el juramento hipocrático y los Consejos de Esculapio; sin lamentos, y siempre sin olvidar tu meta, que aunque parezca lejana, llegara antes de lo esperado.

"Hay cuatro tipos de conocimiento: el que sabes que sabes, el que sabes que no sabes, el que no sabes que sabes y el que no sabes que no sabes. Este último es el más común, y el más importante." **Narinder Kapur.**

Si finalmente tienes claro que este es tu sueño, y emprendes la travesía de la medicina, nunca olvides disfrutar y aprovechar tus años de carrera universitaria, y la Formación MIR, porque te marcaran como persona y nunca volverán, no pases solo por la carrera y/o por el MIR, hazlos tuyos, por algo te has esforzado y sacrificado.

Vivirás experiencias emocionantes y gratificantes, y también otras agridulces, pero ten por seguro que todas ellas útiles y de las que podrás aprender; muchas veces la simple sonrisa de un paciente, un *gracias*, o el saber que has hecho todo lo que estaba en tu mano por esa persona, y que en algo la has aliviado, bastaran para compensarte y recordarte porque escogiste esta profesión y porque te gusta ser Medico.

Un fuerte abrazo, futuro compañero....

Capítulo 7: Material Complementario

Dado los continuos cambios en la Medicina, junto con las novedades previstas en la legislación y el sistema universitario. Tienes a tu disposición la página

www.quieroestudiarmedicina.com

Este sitio constituye un material actualizado, independiente, y complementario al libro. Con acceso a herramientas e informaciones adicionales actualizadas periódicamente. Conectado con casiMedicos.com donde podrás contactar y compartir tus dudas y experiencias, y como no, resolver las de otros compañeros que tienen tus mismas inquietudes y expectativas. No estás solo.

Espero que este sitio y esta obra se vayan enriqueciendo a lo largo del tiempo, con tus comentarios y sugerencias. Y te sean útiles.

Referencias

✓ Ministerio de Educación, Cultura y Deporte
http://www.mecd.gob.es

✓ Ministerio de Sanidad, Servicios Sociales e Igualdad
http://www.mspsi.es/

✓ Fundación Universidad.es
http://universidad.es/

✓ Portal Todo FP
http://todofp.es/

✓ Universidad Nacional de Educación a Distancia
www.uned.es

✓ Wikipedia
http://es.wikipedia.org

✓ Portal casiMedicos.com
www.casimedicos.com

www.ingramcontent.com/pod-product-compliance
Lightning Source LLC
Chambersburg PA
CBHW081407200326
41518CB00013B/2269